집에서 할 수 있는
확실한
응급처치법

STAFF

漫画＆イラスト　坂木浩子
イラスト　小坂タイチ
撮影　原田圭介
デザイン　AFTERGLOW
編集協力　中村円

집에서 할 수 있는 확실한
응급처치법

—⟋⟍— FIRST AID —⟋⟍—

쇼난 ER 지음 | 장은정 옮김

시그마북스
Sigma Books

집에서 할 수 있는 확실한 응급처치법

발행일 2023년 4월 25일 초판 1쇄 발행
2024년 7월 5일 초판 2쇄 발행
지은이 쇼난 ER
옮긴이 장은정
발행인 강학경
발행처 시그마북스
마케팅 정제용
에디터 최윤정, 최연정, 양수진
디자인 강경희, 김문배, 정민애

등록번호 제10-965호
주소 서울특별시 영등포구 양평로 22길 21 선유도코오롱디지털타워 A402호
전자우편 sigmabooks@spress.co.kr
홈페이지 http://www.sigmabooks.co.kr
전화 (02) 2062-5288~9
팩시밀리 (02) 323-4197
ISBN 979-11-6862-129-9 (03510)

SHONAN ER GA OSHIERU TAISETSU NA HITO O MAMORU TAME NO
OKYUTEATE
© SHONAN ER 2022
First published in Japan in 2022 by KADOKAWA CORPORATION, Tokyo.
Korean translation rights arranged with KADOKAWA CORPORATION,
Tokyo through AMO AGENCY.

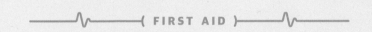

FIRST AID

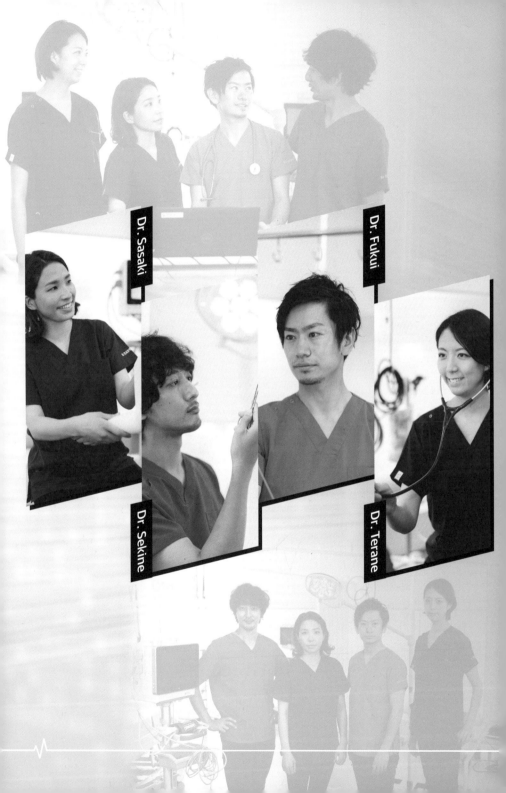

Dr. Sasaki

Dr. Fukui

Dr. Sekine

Dr. Terane

쇼난 ER의 의사

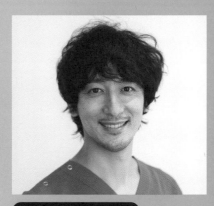

Dr. 세키네 이치로(関根 一朗)

질병이나 외상에 대해 환자에게 알기 쉽게 설명해주는 것이 특기. '옳은 것도 좋지만 일단 친절해야죠. 눈앞의 사람이 웃을 수 있도록 융통성 있게 생각하고 행동하는 ER의가 되고 싶습니다. 어제보다 오늘, 오늘보다 내일, 당신이 행복할 수 있도록.'

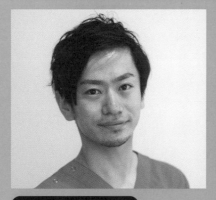

Dr. 후쿠이 히로유키(福井浩之)

느긋한 성격이지만, 이때다 싶을 땐 전력을 다하는 ER의. 바쁠 때도 웃음을 잃지 않는다. '환자분들이 가장 염려하는 것이 무엇인지, 그것을 위해 내가 할 수 있는 게 무엇인지 늘 생각합니다.'

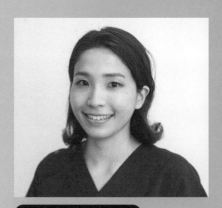

Dr. 사사키 야요이(佐々木弥生)

상처를 말끔히 봉합하는 것이 특기. 환자들과의 잡담으로 긴장을 풀어주는 상냥한 ER의. '아기 때부터 건강한 우량아였어요! 아이들이 좋아서 최근 초등학생에게 BLS(Basic Life Support) 강습을 해주고 있는데 열심히 참여하는 아이들의 모습을 보고 감동했어요.'

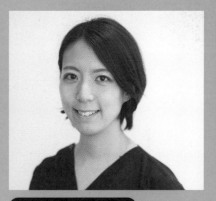

Dr. 테라네 아야(寺根亜弥)

현재 한 아이를 키우며 일하는 엄마 ER의. 응급처치가 특기. '육아를 하고 있어서 같은 입장의 엄마들, 그리고 아이가 있는 가족의 불안을 잘 알아요. 공감하는 마음으로 진료하려고 노력하고 있습니다.'

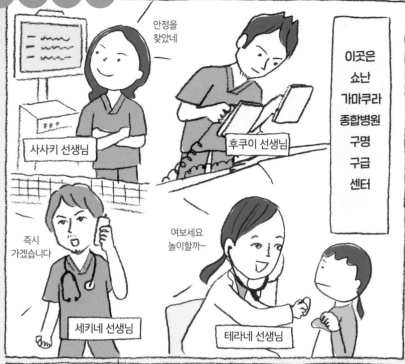

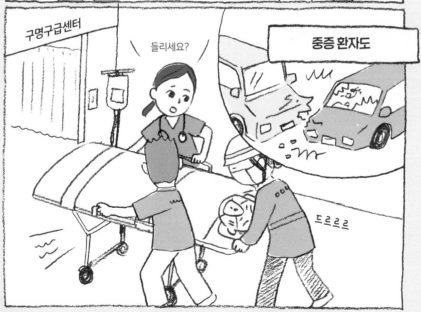

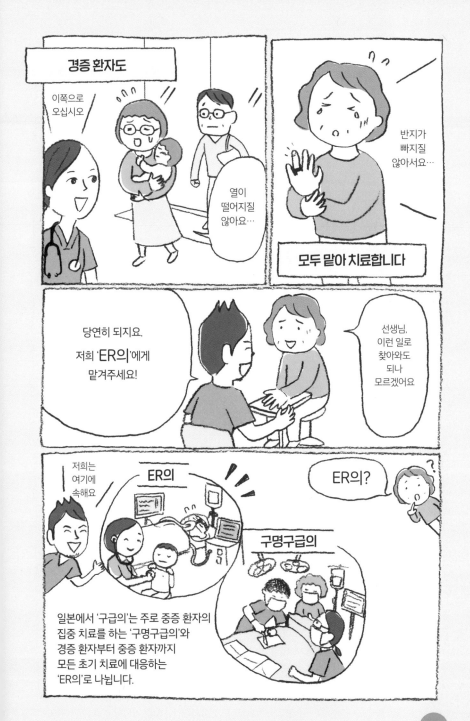

사례1 반지가 빠지지 않아요

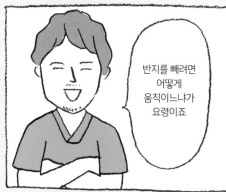

반지를 빼려면 어떻게 움직이느냐가 요령이죠

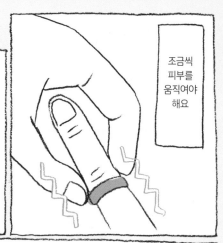

조금씩 피부를 움직여야 해요

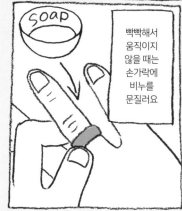

빡빡해서 움직이지 않을 때는 손가락에 비누를 문질러요

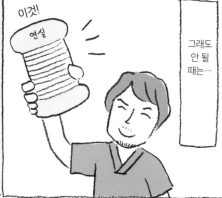

이것!

연실

그래도 안 될 때는…

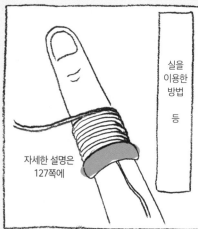

실을 이용한 방법

등

자세한 설명은 127쪽에

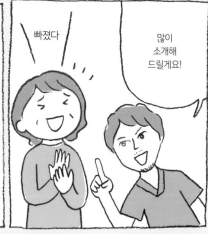

빠졌다

많이 소개해 드릴게요!

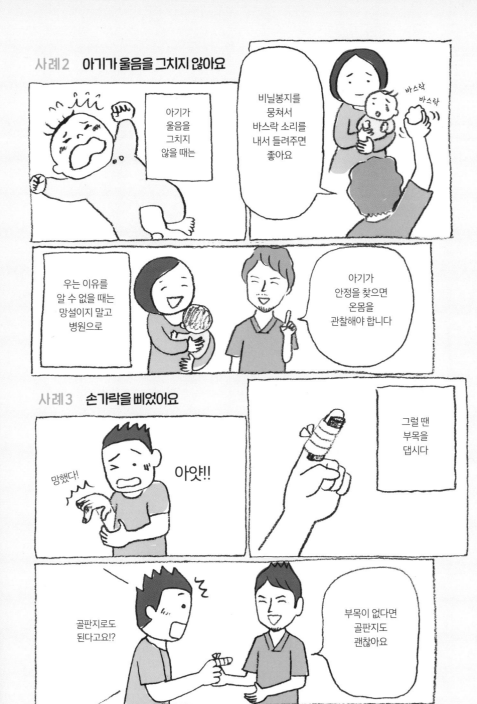

사례2 　아기가 울음을 그치지 않아요

아기가 울음을 그치지 않을 때는

비닐봉지를 뭉쳐서 바스락 소리를 내서 들려주면 좋아요

바스락 바스락

우는 이유를 알 수 없을 때는 망설이지 말고 병원으로

아기가 안정을 찾으면 온몸을 관찰해야 합니다

사례3 　손가락을 삐었어요

망했다!

아얏!!

그럴 땐 부목을 댑시다

골판지로도 된다고요!?

부목이 없다면 골판지도 괜찮아요

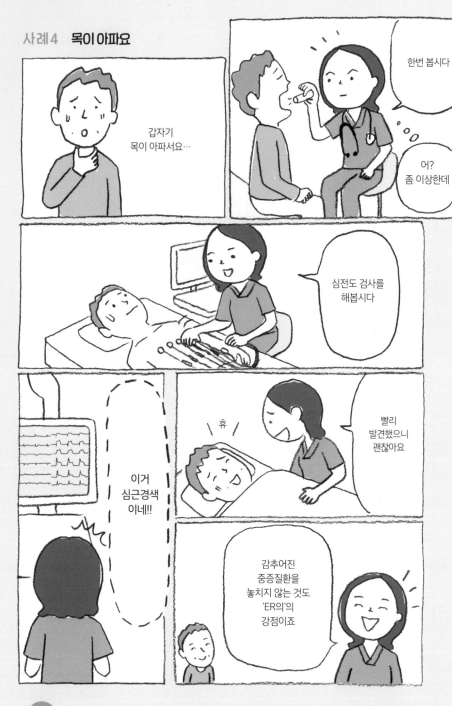

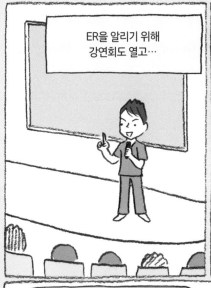

ER을 알리기 위해
강연회도 열고…

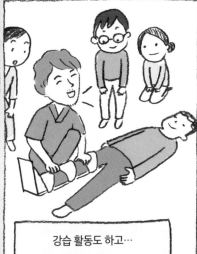

강습 활동도 하고…

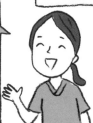

1분에 전달하는 ER

Instagram을 통해…

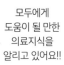

모두에게
도움이 될 만한
의료지식을
알리고 있어요!!

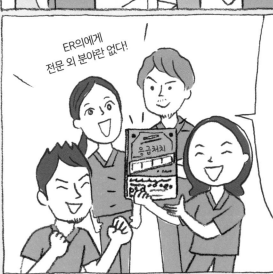

ER의에게
전문 외 분야란 없다!

응급처치

그런 ER의가
축적한 치료 경험을 토대로
집에서도 할 수 있는
응급처치법을
책 한 권으로
정리했습니다!!

이 책에 대해서

응급 현장에서 매일 환자를 상대하는 의사가 집필했다. 최신 의료정보와 집에서 실천할 수 있는 응급처치법을 소개한다.

인스타그램을 통해 집에서 할 수 있는 응급처치법을 공유 중!

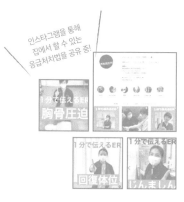

쇼난 가마쿠라 종합병원
구명구급센터의
의사가 집필!

24시간 365일 환자를 받는 쇼난 가마쿠라 종합병원의 구급종합진료과(ER). 외상이나 질병, 모든 수준의 응급도와 중증도의 환자에 대응하는 ER의. 그런 ER의 4명이 이 책을 집필했다. 다양한 증상의 사례를 풍부히 경험한 의사가 집에서도 할 수 있는 응급처치법을 알려준다.

병원에 갈 때는 응급도에 따라

어디로 가야 할지 기준이 되는 증상을 소개. 구급차를 불러야 하는 응급도가 높은 증상을 바로 확인할 수 있다.

선생님의 원 포인트 조언

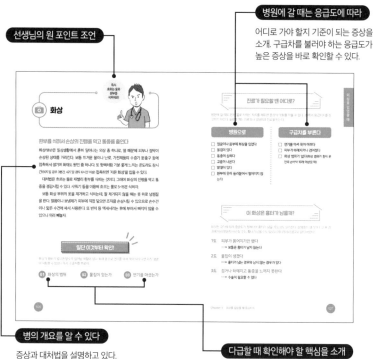

병의 개요를 알 수 있다

증상과 대처법을 설명하고 있다.

다급할 때 확인해야 할 핵심을 소개

증상과 적절한 대처법 등 구체적인
에피소드를 만화로 알기 쉽게 설명했다.

스스로 할 수 있는 대처법을
알기 쉽게 소개했다.

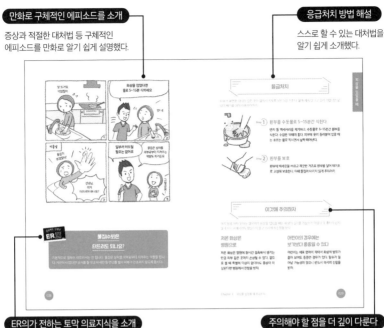

ER의가 전하는 토막 의료지식을 소개

ER의 나름의 치료법과 증상의 사례를 해설.
알아두면 좋은 토막 지식을 실었다.

주의해야 할 점을 더 깊이 다룬다

해당 질병이나 외상 특유의 주의해야
할 점을 더 자세하게 설명했다.

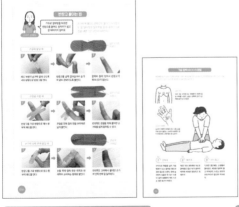

긴급할 때 도움이 될 충실한 column!

구급차 부르는 방법, 붕대 감는 법, 갖추어두어야 할 구급용품
등 긴급한 상황에 대비한 정보를 칼럼에서 소개하고 있다.

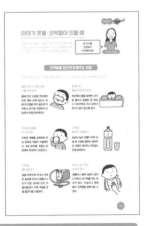

걱정되는 아이의 증상은 더 자세히 설명

같은 병이라도 어른과 아이의 경과나 주의점은 다른
법. 아이를 대상으로 한 내용은 별도로 해설했다.

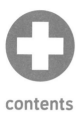

contents

Chapter **1**

외상을
입었을 때
응급처치

Chapter 2

집에서
할 수 있는
응급처치

Chapter 5

야외활동 사고 응급처치

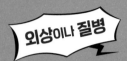 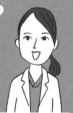

응급 시 어디로 가야 할까?

일본의 응급의료체계는 지역과 병원에 따라 천차만별이다.
응급상황이 발생했을 때를 대비해 집 근처에 진료받을 수 있는 장소를
미리 확인해 두도록 하자.

구급과

질병이나 외상의 종류가 아닌, '응급도(빨리 처치해야 하는가의 여부)'에 중점을 두는 진료과다.
구급과, 구명구급과, 구급종합진료과 등 이름이 다른 경우도 있지만, 기본적으로는 '응급의료
를 전문으로 하는 의사'가 소속되어 있으며, 내과, 외과, 소아과 등과 같은 하나의 진료과다. 병
원에 따라서 낮에는 다른 진료과의 외래진료를 권유하거나 어린이나 임부는 받지 않는 경우도
있으므로 확인이 필요하다. 우리나라의 응급의학과와 유사하다.

시간 외 진료

휴일이나 야간 등 통상 외래진료가 이루어지지 않는 시간대에 진료를 받을 수 있는 외래다. 진
료하는 의사는 응급의료를 전문으로 하는 의사가 아니라 대부분 일반 클리닉이나 다른 진료
과의 의사다. 보통 외래진료 전까지의 응급처치를 담당하며, 긴급히 입원해야 할 경우 다른 병
원으로 보내 대응하기도 한다. 질병이나 외상의 종류에 따라 진료를 받지 못하는 경우도 있으
므로 방문 전에 진찰 가능 여부를 확인하는 것이 안전하다.

* 우리나라 응급의료기관(응급실)은 24시간 진료가 이루어지며 응급의학과 전문의와 다른 진료과의
  응급실 당직의가 진료·처치하는 경우가 많다. - 옮긴이

Emergency Room = 응급실 = ER

'ER의'란 "ER(응급실)에서 진료를 보는, 응급의학이 전문 분야인" 의사를 말한다.

외상을 입었을 때 응급처치

일상생활 속에서 흔히 생기는 외상의 대처법을 소개한다. 외상을 입었을 때 필요한 적절한 대처법을 익혀 깨끗이 치료하자. 당황하지 말고 처치하기 바란다.

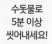 수돗물로 5분 이상 씻어내세요!

까진 상처와 베인 상처

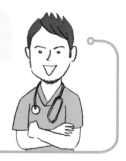

무서운 것은 세균 감염! 소독보다 세정을

'까진 상처(찰과상)'란 아스팔트 등에 쓸려 피부 표면이 벗겨진 상태의 외상을 말하고, '베인 상처(절상)'란 식칼 등 날에 피부가 베인 상태를 말한다.

상처가 생겼을 때 가장 우려되는 것은 '세균 감염'이다. 세균에 감염되면 고름이 생기고 상처의 회복이 늦어져 항생제를 써야 할 수도 있다. 상처가 생겼을 때 중요한 것은 되도록 빨리 상처 부위를 씻어내는 것이다.

적어도 5분 이상, 수돗물로 꼼꼼하게 씻는다. 비누를 써도 된다. 눈에 보이는 흙과 모래 등 이물질을 제거한다. 또 출혈이 있을 경우 깨끗한 거즈나 천으로 상처 부위를 20분간 꽉 압박하자. 대개의 출혈은 그 정도로 멈춘다.

상처를 깨끗이 낫게 하려면 매일 꼼꼼하게 세정하고 상처 부위가 건조해지지 않게 하는 것이 중요하다. 거즈에 바세린 등 연고를 듬뿍 발라 상처를 덮자. 삼출액이 적을 때는 시중에 판매하는 습윤 밴드와 같은 창상피복재를 써도 된다.

거즈는 매일, 창상피복재는 1~3일에 한 번 정도로 갈아주고, 고름이 나오거나 붉어지지 않는지 확인하자.

일주일 정도 지나 새살이 올라오면 거즈를 떼어낸다. 상처 부위를 마르지 않게 유지하면 딱지가 생기지 않아서 상처가 낫는 데 도움이 되고, 통증이 줄어든다.

일단 이것부터 확인!

출혈이 많을 때는 상처 부위를 직접 압박해 지혈한다. 부기가 심할 때는 골절일 가능성이 있고, 상처 부분이 벌어져 있을 때는 봉합이 필요할 수 있으므로 신속히 진찰을 받자.

01 출혈이 많은가

02 부어 있는가

03 상처가 벌어져 있는가

진료가 필요할 땐 어디로?

상처 부위를 깨끗하게 씻어낸 뒤 출혈이 멈추었다면 즉시 진찰을 받을 필요는 없다. 단, 심하게 부어 있다면 골절이 동반되었을 가능성이 있기 때문에 수술이 필요할 수 있다. 필요하다면 정형외과, 성형외과, 피부과 진료를 받는다.

병원으로

☐ 상처가 벌어져 있다
☐ 상처 범위가 넓고 깊다
☐ 충분히 씻어냈는데도 상처 입구에
　 흙이나 모래가 엉겨 붙어 있다
☐ 머리나 얼굴을 다쳤다
☐ 아파서 그 부위를 움직일 수 없다

구급차를 부른다

☐ 다량 출혈이 있다
☐ 걷지 못한다
☐ 심하게 부었다

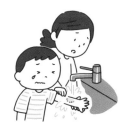

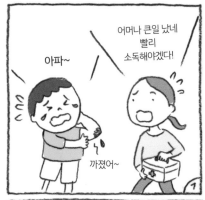

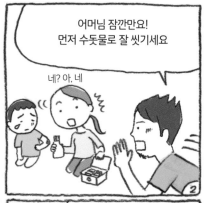

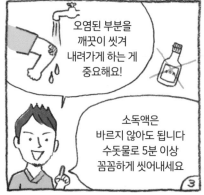

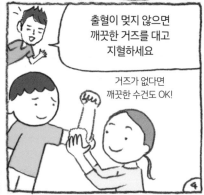

상처 부위에
소독액을 발라도 되나요?

여러 종류의 소독액이 시판되고 있는데, 이를 상처에 직접 바르는 것은 권장하지 않습니다.
정상적인 조직까지 손상시킬 우려가 있어 회복이 더 늦어질 수 있습니다. 의사가 사용을 지시
하지 않은 이상 다량의 수돗물로 세정해도 충분합니다.

응급처치

세균 감염을 막기 위해 먼저 상처 부위를 수돗물로 잘 씻어낸다. 통증이 너무 심할 때는 병원에서 마취 후 씻어내는 방법도 있다.

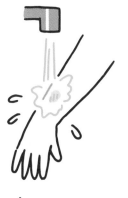

Step ① 상처 부위를 흐르는 물로 5분 이상 씻어낸다

흙이나 모래 등 눈에 보이는 이물질을 씻어낸다. 특히 진흙이 묻어 있다면 더 꼼꼼하게 씻는다. 아끼지 말고 충분한 양의 물로 씻자.

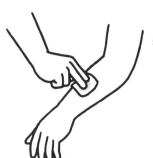

Step ② 깨끗한 거즈 등을 이용해 눌러서 지혈

출혈이 지속될 경우 상처 부위를 깨끗한 거즈 등으로 눌러서 지혈한다. 상처 지점을 직접 압박하는 방법이 가장 효과적인 지혈법이다. 20분간 압박한다.

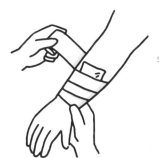

Step ③ 상처 부위에 거즈 등을 대어 보호

상처 부위에 거즈 등을 대어 표면을 보호한다. 삼출액이 적을 때는 거즈에 바세린 등 연고를 발라 직접 댄다. 상처 부위가 건조해지지 않게 하는 것이 상처를 말끔히 치료하는 요령.

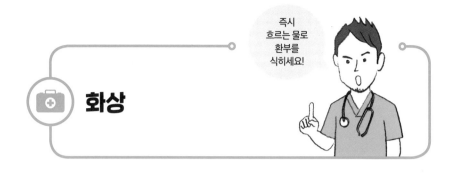

즉시 흐르는 물로 환부를 식히세요!

화상

환부를 식혀서 손상의 진행을 막고 통증을 줄인다

화상(열상)은 일상생활에서 흔히 일어나는 외상 중 하나로, 열 때문에 피부나 점막이 손상된 상태를 가리킨다. 보통 뜨거운 물이나 난로, 가전제품의 수증기 분출구 등에 접촉해서 생기며 화재도 원인 중 하나다. 또 핫팩처럼 기분 좋게 느끼는 온도라도 장시간(50℃일 경우 3분간, 42℃일 경우 6시간 이상) 접촉하면 '저온 화상'을 입을 수 있다.

대처법은 흐르는 물로 재빨리 환부를 식히는 것이다. 그래야 화상의 진행을 막고 통증을 경감시킬 수 있다. 샤워기 등을 이용해 흐르는 물로 5~15분 식히자.

보통 화상 부위의 옷을 제거하고 식히는데, 잘 제거되지 않을 때는 옷 위로 냉찜질을 한다. 얼음이나 보냉제가 피부에 직접 닿으면 조직을 손상시킬 수 있으므로 손수건이나 얇은 수건에 싸서 사용한다. 또 반지 등 액세서리는 후에 부어서 빠지지 않을 수 있으니 미리 빼놓자.

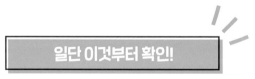

일단 이것부터 확인!

화상의 범위가 넓으면 탈수가 일어날 위험이 있다. 화재 등으로 연기를 마셔 목이 아프다면 자칫 생명이 위험할 수 있으니 즉시 구급차를 부르자.

01 화상의 범위 　　**02** 물집이 있는가 　　**03** 연기를 마셨는가

진료가 필요할 땐 어디로?

병원에 갈 때도 먼저 '물로 식히는' 처치를 해두면 증상의 악화를 막을 수 있다. 29쪽의 응급처치를 참고하기 바란다. 필요할 때는 피부과나 성형외과 진료를 받는다.

병원으로

- ☐ 얼굴이나 음부에 화상을 입었다
- ☐ 물집이 있다
- ☐ 통증이 심하다
- ☐ 고름이 나온다
- ☐ 발열이 있다
- ☐ 환부에 옷이 들러붙어서 떨어지지 않는다

구급차를 부른다

- ☐ 연기를 마셔 목이 아프다
- ☐ 피부가 하얘지거나 검어졌다
- ☐ 화상 범위가 넓다(화상 범위가 환자 본인의 손바닥 10개 이상일 때)

이 화상은 흉터가 남을까?

화상은 깊이에 따라 중증도가 정해지며 흉터가 남을 가능성도 달라진다. 감염증이 생기거나 그 후 경과에 따라 말끔히 사라질 수도, 흉터가 남을 수도 있으니 어디까지나 참고로 삼기 바란다.

1도 피부가 붉어지기만 했다
⟶ 보통은 흉터가 남지 않는다

2도 물집이 생겼다
⟶ 흉터가 남는 경우와 남지 않는 경우가 있다

3도 검거나 하얘지고 통증을 느끼지 못한다
⟶ 수술이 필요할 수 있다

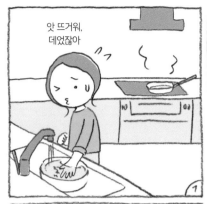

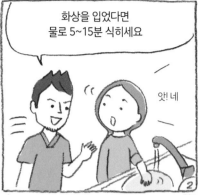

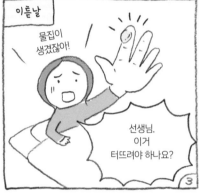

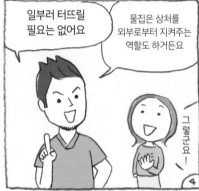

물집(수포)은

터뜨려도 되나요?

기본적으로 일부러 터뜨려서는 안 됩니다. 물집은 상처를 외부로부터 지켜주는 역할을 합니다. 자연히 터졌다면 상처를 잘 씻고 바세린 등 연고를 발라 피부가 건조하지 않도록 합시다.

응급처치

피부의 표면뿐 아니라 깊은 곳의 열까지 식도록 5분 이상 식힌다. 물에 계속 담그고 있기 어렵다면 넣었다 빼기를 여러 차례 반복하자.

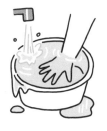

Step 1 환부를 수돗물로 5~15분간 식힌다.

반지 등 액세서리를 제거하고, 수돗물로 5~15분간 환부를 식힌다. 수압은 약해야 좋다. 피부에 옷이 들러붙어 있을 때는 흐르는 물로 적시면서 살짝 떼어낸다.

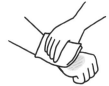

Step 2 환부를 보호

환부에 바세린을 바르고 깨끗한 거즈로 환부를 덮어 테이프로 고정해 보호한다. 이때 물집이 터지지 않게 주의하자.

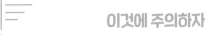

이것에 주의하자

아직 말을 하지 못하는 영유아가 화상을 입었을 때는 화상의 깊이를 가늠하기 어렵다. 또 흉터가 남지 않게 하기 위해서라도 망설이지 말고 의사에게 진찰을 받자.

저온 화상은 병원으로

저온 화상은 열원에 장시간 접촉해서 생기는 만큼 피부 깊은 곳까지 손상될 수 있다. 겉으로 볼 때 특별히 이상이 없더라도 증상이 의심된다면 병원에서 진찰을 받자.

어린이의 경우에는 보기보다 중증일 수 있다

어린이는 체표 면적이 작아서 화상의 범위가 좁아 보여도 중증인 경우가 있다. 탈수가 일어날 가능성이 있으니 반드시 의사의 진찰을 받자.

가시가 박혔을 때

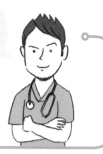

감염 예방을
위해서라도
완전히 제거를

깊이 박혔다면 병원으로

가시가 박혔을 때 감염을 예방하고 흉터를 남기지 않으려면 가시를 완전히 제거하는 것이 중요하다. 가시 일부가 남아 있게 되면 '외상성 문신'이라 불리는 색소 침착이 일어나기도 한다. 가시뿐 아니라 연필심이 박혔을 때도 생길 수 있다.

얕게 박혀 있어서 쉽게 빠질 것 같다면 직접 빼도 되지만, 가시가 굵거나 깊이 박혀 있다면 병원에 가서 빼도록 하자.

진료가 필요할 땐 어디로?

가시가 깊이 박혀 있을 때는 무리해서 빼내려 하지 말고 병원에 가자. 빠진 것 같아도 통증이 남아 있다면 진찰을 받아야 한다. 피부과나 성형외과로 가면 된다.

☐ 통증이 심하다 ☐ 깊이 박혔다
☐ 부어 있다 ☐ 가시가 남아 있다

파상풍이 뭔가요?

파상풍균은 토양 등에 서식하는 균입니다. 파상풍은 상처를 통해 감염되며 발병하면 경련을 일으키거나 호흡곤란이 나타나기도 하는 무서운 병이에요. 상처 부위가 오염되어 있을 때, 또 상처가 깊고 넓을 때 감염될 위험이 높은 것으로 알려져 있습니다. 백신이 예방에 효과가 있으며 DPT(디프테리아, 백일해와 함께 3종 혼합) 백신으로 정기접종을 실시하고 있습니다. 마지막으로 접종한 지 10년 이상 지났다면 추가 접종이 필요합니다.

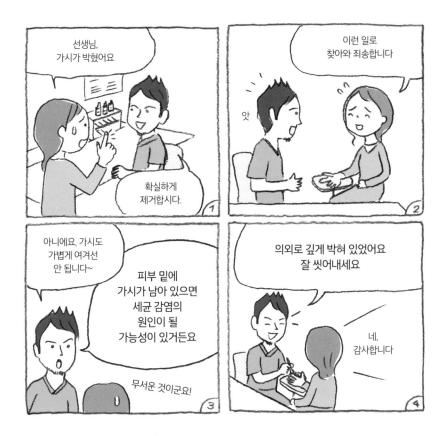

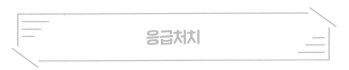

응급처치

가시를 빼낸 다음 상처 부위를 잘 씻어야 세균 감염을 예방할 수 있다. 며칠이 지나 붓거나 빨개진다면 병원을 찾아가자.

Step 1 가시를 뺀다

피부를 집거나 가시 주위를 눌러서 가시 머리가 나오면 족집게 등을 이용해 빼낸다. 빠지지 않거나 가시 일부가 피부 속에 남아 있을 때는 무리하지 말고 병원에 가자.

Step 2 상처 부위를 씻어낸다

가시를 뺐다면 그냥 두지 말고 상처 부위를 잘 씻는다. 깨끗해지도록 수돗물을 한참 흘려 충분히 씻는다.

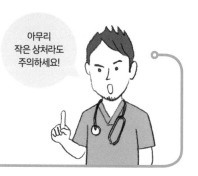

아무리 작은 상처라도 주의하세요!

반려동물에 물렸을 때

꼼꼼하게 상처를 씻어서 감염을 예방

반려동물을 키우다 보면 이따금 물리거나 발톱에 긁히는 일이 생긴다. 일단은 상처가 나면 즉시 수돗물로 5분 이상 잘 씻자. 비누를 써도 된다. 동물에 의해 생긴 상처는 일반 상처보다 세균에 감염될 확률이 훨씬 높으므로 꼼꼼하게 씻어야 한다. 작은 상처라도 방심은 금물이다.

동물의 이는 조직 깊숙이 침투할 수 있어서 겉보기에 작은 상처라고 가벼이 넘겨서는 안 된다. 또 손끝 등 몸의 말단부위를 물리면 혈액 순환이 나빠져서 감염증에 걸리기 쉽다고도 알려져 있다. 항생제를 처방받거나 파상풍 백신 접종이 필요한 경우도 많으니 반드시 병원에서 진찰을 받도록 하자.

반려동물의 종류에 따라 보유하고 있는 세균이나 바이러스가 달라서 감염되었을 때의 증상도 각기 다르다. 예컨대 고양이에게 물렸을 때 물린 부위가 심하게 붓는다면 '파스튜렐라균', 또는 림프샘을 붓게 하는 '바르토넬라균' 등에 감염되었을 우려가 있다.

개와 고양이, 물렸을 때 어느 쪽이 더 위험한가요?

힘은 개가 더 셀 것 같지만 사실 고양이에게 물렸을 때 감염률이 더 높고 중증화되기도 더 쉽다고 알려져 있습니다. 고양이의 입속에는 잡균이 많고 이가 가늘어서 물렸을 때 더 깊이 잘 들어가기 때문이죠. 또 사람이 물어서 생긴 상처는 동물이 문 것보다 감염률이 한층 더 높다고 합니다. 그런 일이 생기면 즉시 병원에 가서 진찰을 받기 바랍니다.

진료가 필요할 땐 어디로?

작은 상처로 보여도 피부 속은 세균에 감염되어 있을 가능성이 있다. 방심하지 말고 병원에 가서 진찰을 받자. 피부과나 성형외과로 가면 된다.

병원으로

☐ 병원에 가서 진찰을 받는 것이 원칙
☐ 심하게 부었다
☐ 통증이 심하다

구급차를 부른다

☐ 상처의 범위가 넓다(상처 부위가 넓고 깊다)
☐ 걷지 못한다

응급처치

출혈이 있더라도 지혈보다는 세정이 먼저다. 꼼꼼하게 씻은 다음 출혈이 있다면 깨끗한 거즈나 수건으로 눌러 지혈한다.

✔ **상처는 흐르는 물로 5분 이상 씻는다**
상처가 작아도 세균에 감염되었을 수 있기 때문에 흐르는 물로 꼼꼼하게 씻는다. 비누를 써도 된다.

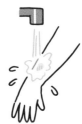

광견병이란?

광견병은 발병 시 치사율이 거의 100%라고 알려져 있다. 한국에서는 2003년을 끝으로 감염 사례가 확인되지 않았지만, 유행 지역에서 물렸다면 즉시 현지에서 진찰을 받자. 백신 접종으로도 발병을 예방할 수 있다. 따라서 유행 지역을 방문할 때는 동물과 접촉할 경우를 대비해 사전에 백신 접종을 해둘 것을 권장한다.

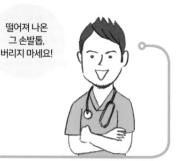

떨어져 나온 그 손발톱, 버리지 마세요!

손발톱이 깨졌을 때

손발톱은 깨져도 붙일 수 있다

손가락 또는 발가락을 부딪쳐서 손발톱이 깨졌을 때, 일단은 흐르는 물로 붙어 있는 흙이나 진흙을 깨끗이 흘려보낸다. 손발톱은 손발가락 끝을 충격에서 보호해주는 보호장구다. 손가락이 골절되었을 때 부목 역할도 해준다. 그러므로 빠진 손발톱은 손발가락에 원래대로 맞추어서 거즈나 붕대, 반창고를 이용해 고정하고 즉시 진찰을 받자. 완전히 빠진 경우에도 손발가락에 봉합해 고정할 수 있으니 절대 버리지 말자!

진료가 필요할 땐 어디로?

손발톱이 완전히 빠지지 않았더라도 뿌리 부분이 흔들거리거나 통증·출혈이 있다면 진찰을 받자. 피부과나 성형외과로 가면 된다.

☐ 탈락된 부위가 넓고 흔들린다   ☐ 크게 깨져서 출혈이 있다
☐ 많이 부어 있다   ☐ 내출혈이 생겨 아프다

다시 없는다

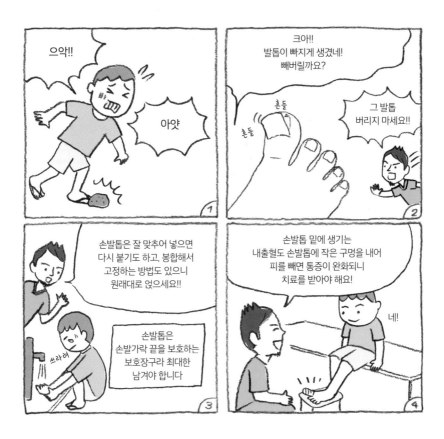

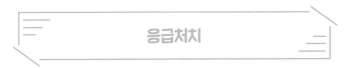

손발톱은 손발가락 끝을 보호하는 역할을 한다. 완전히 빠졌다면 씻어서 환부에 다시 잘 맞추어서 얹자.

Step 1 수돗물로 잘 씻는다

손발톱이 빠졌다면 흙이나 진흙이 묻어 있지 않더라도 환부와 빠진 손발톱을 수돗물로 잘 씻는다.

Step 2 거즈나 붕대로 고정

빠진 손발톱을 환부에 올리고, 바세린을 바른 거즈로 덮어 보호한다. 손발톱이 빠지기 직전일 때는 무리해서 떼어내지 말자.

손발톱 부상 시 대처법

손발톱이 변색되거나 두꺼워진다면 무좀일 가능성이 있으니 피부과에서 치료를 받자. 외상의 상태에 따라 방문해야 할 진료과가 다르니 확인하도록 하자.

갈라졌다 / 깨졌다

손발톱이 갈라지거나 깨졌을 경우 그 부분에 물건이 걸려서 더 뜯겨 나가지 않도록 반창고를 붙여 보호한다. 특히 피부와 밀착된 부위가 깨졌다면 그 부위가 더 벌어져서 악화될 수 있으니 빨리 피부과나 성형외과로 가자.

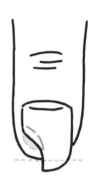

말린 손발톱 / 파고든 손발톱

손발톱이 안쪽으로 피부를 감아 들어가는 형태로 변형되었거나(말린 손발톱), 감기지는 않았지만 피부에 파고든 상태(함입 손발톱)라면 피부과나 성형외과 진료를 받는다.

손발톱 주위가 부어서 아프다

손발 거스러미를 뜯어 손발톱 주위의 피부에 상처가 나는 경우가 있다. 그 상처를 통해 세균이 감염되면 환부가 붓고 열이 난다. 또 고름이 차서 통증이 생긴다(표저). 이때는 항생제를 써야 한다. 그리고 병원에 가서 고름을 제거하는 치료를 받아야 한다. 피부과나 성형외과로 가면 된다. 악화되면 온몸으로도 퍼질 수 있으니 주의하자.

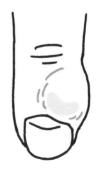

손발톱 올바르게 자르는 법

손발톱이 말려들어 가는 것을 예방하려면 '양끝을 너무 짧게 자르지 않는 것'이 중요하다. 끝은 직선 형태가 되도록 자르고, 양끝은 살짝만 둥글리면 좋다.

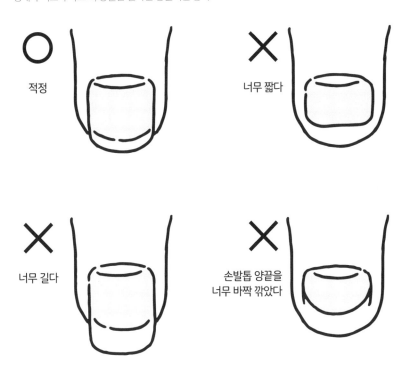

○ 적정

✕ 너무 짧다

✕ 너무 길다

✕ 손발톱 양끝을 너무 바짝 깎았다

손발톱 밑 출혈이 있을 때

진찰을 받아야 하나요?

손발톱이 깨지지 않았는데도 손발톱 밑에 혈액이 고이는 경우가 있습니다. 그렇게 되면 통증이 굉장히 심합니다. 따라서 병원에서 진찰을 받고 혈종을 빼야 합니다. 손발톱에 작은 구멍을 내어 고인 혈액을 빼내면 통증이 완화됩니다.

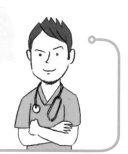

응급처치는 RICE를 기억하세요!

타박과 염좌

적절한 처치로 더 붓지 않게

타박이란 사람이나 물건에 부딪히거나 넘어져서 근육이 손상되는 것을 말한다. 염좌란 관절을 비트는 외력이 가해져 인대가 손상된 상태를 말한다.

증상이 가벼울 때는 통증이 있고 약간 붓는 정도인데, 인대가 크게 손상되면 관절이 잘 움직여지지 않는다. 또 인대가 완전히 끊어져 움직이지 못하는 경우도 있다.

타박·염좌일 때 응급처치는 RICE(Rest=안정, Ice=냉각, Compression=압박, Elevation=거상)로 외우자. RICE를 실천하면 통증과 부기를 최소한으로 줄일 수 있다. 'RICE'에서 '안정'은 다친 부위를 최대한 움직이지 않게 하는 것을 말한다. 발목이나 손목이라면 고정해서 움직여지지 않게 하자. 그리고 얼음이나 보냉제를 대어 식힌다. 부상을 입었을 때 6시간 정도는 '냉각'에 신경을 써야 한다. 얼음이나 보냉제를 얹은 채 놔두면 동상에 걸릴 우려가 있으므로 15분간 식히고 한 번씩 쉰다. '압박'은 탄력이 있는 붕대나 테이프를 감아 환부를 적당히 압박하는 것을 뜻한다. 압력을 주어 내출혈을 방지하고 통증을 줄일 수 있다. '거상'은 환부를 심장보다 높은 위치에 머물게 하는 것이다. 염증을 억제하기 위한 처치다.

머리나 얼굴을 어딘가에 부딪쳤을 때는 특히 주의해야 한다. 구토나 비틀거림과 같은 증상이 있고, 출혈이 있거나 멍이 생겼을 때는 반드시 의료기관에서 진찰을 받자. 어린아이일 경우 부딪힌 상황을 잘 알 수 있도록 자세히 대화를 나누는 것이 중요하다.

일단 이것부터 확인!

머리를 부딪쳐 구토나 비틀대는 증상이 있을 때는 반드시 병원에 가야 한다. 환부가 많이 부었을 때는 골절일 가능성이 있다. 어린이는 자초지종을 스스로 설명하지 못할 수 있으므로 꼼꼼하게 물어서 자세한 내용을 듣자.

01 머리를 부딪쳤는가

02 심하게 부어 있는가

03 부상의 원인

진료가 필요할 땐 어디로?

머리나 배를 부딪쳐 통증이 있을 때는 주저하지 말고 병원에 가야 한다. 그 이외의 부위라면 응급처치 (41쪽 참조)를 한 뒤 경과를 지켜보자. 진찰이 필요할 때는 정형외과로 간다.

- ☐ 발을 딛지 못한다
- ☐ 관절이 변형되었다
- ☐ 부기와 통증이 강하다

파스는 붙여야 좋을까?

파스에는 소염진통 성분이 들어 있어서 통증을 완화시키는 효과가 있다. 다만 붙인다고 해서 빨리 낫는 것은 아니다. 어디까지나 목적은 증상 완화다. 파스 종류로는 냉파스와 온파스가 있는데, 일주일 이내에 생긴 급성 통증에는 냉파스를, 만성 통증에는 붙였을 때 기분 좋은 쪽을 고르자.

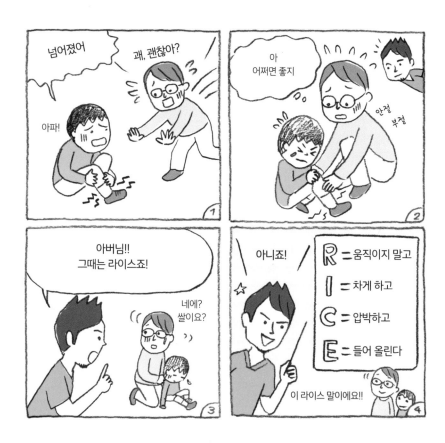

아이들은 염좌보다
골절이 될 가능성이 더 높나요?

아이들은 '발목을 삐끗'하기만 해도 골절될 수 있습니다. 성인만큼 뼈가 단단하지 않아서 뼈에 붙어 있는 인대가 손상되기 전에 뼈가 떨어져 나오기 때문이지요. 이것을 '떼임 골절'이라고 합니다. 뼈가 얇게 떨어져 나가기 때문에 X선 촬영으로도 진단이 어려울 때가 있어요.

응급처치

근육이나 인대가 손상된 상태라 무리해서 움직이면 손상이 깊어져 회복이 늦어진다. 그러므로 통증이 있는 동안은 안정을 취하게 한다. 다친 직후에 따뜻하게 해주면 혈액 순환이 좋아져 부기가 잘 가라앉지 않는다. 따라서 차게 하는 것이 중요하다. 다친 뒤 6시간 정도는 다음과 같이 응급처치를 한다.

R

Rest 안정

최대한 움직이지 않는다. 발목을 다쳤다면 가능한 한 하중을 싣지 않도록 한다.

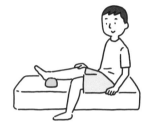

I

Ice 냉각

보냉제를 이용해 환부를 냉찜질한다. 1~2시간마다 15분씩, 다친 뒤 6시간 정도까지 냉찜질한다.

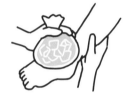

C

Compression 압박

탄력 붕대로 환부가 적당히 압박되게 감는다.

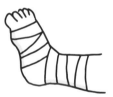

E

Elevation 거상

환부를 심장 위치보다 높이 둔다.

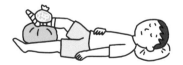

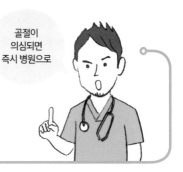

골절이
의심되면
즉시 병원으로

손발가락 삠과 골절

환부를 '부목'으로 고정하고 진찰을 받자

손발가락 끝은 운동 중에서도 특히 구기 운동을 할 때 자주 다치는 부위로, 손발가락 끝에 직접적인 외력이 가해져 일어난다. 단순히 '삐었다'고 생각해서 가벼이 여기지 말자. 인대가 손상되었거나 골절인 경우도 있다. 먼저 RICE(Rest＝안정, Ice＝냉각, Compression＝압박, Elevation＝거상) 처치를 하는 것이 중요하다(41쪽 참조).

출혈이 있을 때는 거즈 등을 대어 지혈한다. 변형이나 부기가 심하다면 골절되었을 가능성이 높으므로, RICE 처치와 더불어 환부를 '부목'으로 고정해 최대한 움직이지 않게 해서 병원에 가자. 부목으로는 골판지 상자, 신문지, 잡지, 접이식 우산 등을 쓸 수 있다. 단 변형되어 있을 때는 무리하게 똑바로 펴지 말아야 한다.

작더라도 상처가 있을 때는 주의해야 한다. 세균에 감염될 확률이 높아져 응급 수술을 해야 하는 경우도 있기 때문이다. 손가락 끝이 하얘지거나 차가워졌을 때, 저림 증상이 있을 때도 곧장 병원에 가서 진찰을 받자.

일단 이것부터 확인!

골절되어 상처가 있을 경우 감염증의 위험성이 있다. 움직일 수 있는지, 저림이 있는지는 신경의 손상을 판단하는 방법 중 하나. 손끝이 하얘지면 혈류 장애일 가능성이 있다.

01 피부에 상처가 없는가

02 동통 부위보다 먼 쪽이 움직여지는가, 저리지 않은가

03 손가락 끝이 희지 않은가, 차지 않은가

진료가 필요할 땐 어디로?

다친 직후에는 괜찮은 것 같아도 시간이 지나면서 붓거나 통증이 심해질 때가 있다. 진찰이 필요할 때는 정형외과로 가자.

병원으로

☐ 심하게 부어 있다
☐ 저리다
☐ 상처가 있다
☐ 통증이 강하다
☐ 변형이 있다

구급차를 부른다

☐ 걷지 못한다
☐ 힘이 들어가지 않는다

응급처치

골절이 의심될 때는 환부를 고정해서 증상이 악화되는 것을 막자. 출혈이 있을 때는 지혈부터 한 뒤 고정한다.

Step 1 출혈이 있다면 지혈한다

환부에서 피가 나오고 있다면 지혈부터 한다. 피가 나는 곳에 깨끗한 거즈를 직접 대고 지혈한다.

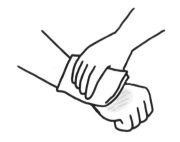

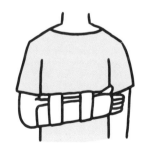

Step 2 환부를 고정해 병원으로

환부가 움직이지 않도록 '부목'으로 쓸 만한 것을 대고 고정한다(44쪽 참조).

부목으로 고정하는 방법

나무판이 아니더라도 골판지 상자, 접어서 강도를 높인 잡지나 신문, 나무젓가락 등을 활용하자. 환부는 무리해서 곧게 펴지 말고 그대로 고정한다.

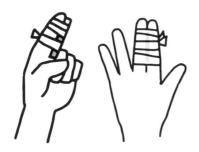

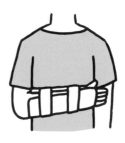

손가락

손가락이 골절되었을 때는 다른 손가락을 부목 대신 이용해 함께 감아도 된다. 똑바로 펼 수 없다면 무리해서 펴지 않는다.

손목과 아래팔

손목과 아래팔을 고정할 때는 폭이 넓은 부목을 쓰면 좋다. 아래팔일 경우 골판지 상자를 이용해 팔을 감싸는 형태로 감으면 좋다.

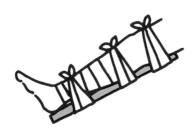

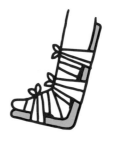

무릎과 다리

관절 부분을 피해 발목, 무릎 밑, 넓적다리를 고정한다. 부목과 다리에 되도록 틈이 생기지 않도록 주의하자.

발목

부목을 90°로 꺾어 발바닥, 장딴지에 대고 고정하면 된다. 직각 부분에 뒤꿈치를 맞추면 밀착하기가 쉽다.

삼각건으로 고정하는 방법

손목이나 아래팔이 골절되었을 때는 환부를 부목으로 고정한 뒤 다시 삼각건을 두르는 것이 가장 확실하다. 삼각건이 없으면 대용으로 보자기나 비닐봉지를 사용한다.

삼각건이 있을 때

직각 부분을 아래로 향하게 놓고 매듭을 만들어 팔꿈치에 댄다. 남은 양끝은 목 뒤에서 묶는다. 자세한 방법은 52쪽 참조.

삼각건이 없을 때

보자기

보자기를 대각선 방향으로 반 접으면 삼각건과 같은 형태가 된다. 사용법은 삼각건과 동일.

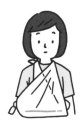

비닐봉지

큼직한 비닐봉지의 옆면을 잘라 골절된 팔을 통과시킨다. 봉지 손잡이 부분을 목 뒤로 돌려 묶는다.

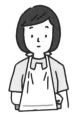

 ER 닥터 상식
궁금해요, 선생님!

손발가락을 삐어서 수술하는 경우도 있나요?

손발가락을 삐어서 손가락을 펴는 힘줄이 끊어지거나 힘줄이 붙어 있는 뼛조각이 떨어져 나가는 경우가 있습니다. 이 경우를 망치 손가락 또는 말렛 핑거(mallet finger)라고 부르는데, 힘줄만 손상되면 6주 가까이 고정을, 골절이 있으면 수술이 필요할 수 있습니다. 손가락이 펴지지 않는다면 이 증상이 의심됩니다.

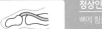
정상인 상태
뼈에 힘줄이 붙어 있다

건단열
손가락을 펴는 근육(힘줄)이 끊어져 있다

골절
힘줄이 붙어 있는 뼈의 일부가 손상되었다

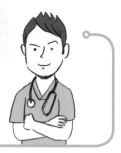

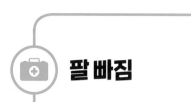

아이가 갑자기
팔을 못 쓴다면
망설이지 말고
병원으로

팔 빠짐

아이의 팔은 무리하게 잡아당기지 않는다

팔 빠짐은 1~4세 아이에게 많이 나타나는 부상으로, 팔을 잡아당기는 외력이 가해졌을 때 발생한다. 원인은 팔꿈치 인대(고리인대)에서 뼈(노뼈머리)가 빠지는 것이다. 팔 빠짐은 어린아이의 인대가 아직 다 발달하지 못해 뼈가 완전히 고정되어 있지 않아서 일어난다.

넘어질 뻔한 아이의 팔을 부모가 잡아당기다가 부상을 입는 사례가 전형적이다. 아이들은 자다가 돌아서 눕다가도 팔이 빠진다. 통증을 호소하고 팔을 늘어뜨려 움직이지 못하는 아이도 있지만, 겉으로는 부기가 잘 보이지 않는 것이 특징이다.

사람의 손으로 뼈를 원위치시키는 '맨손위치복원'을 통해서 치료한다. 가능한 한 빨리 병원에 가서 진찰을 받자. 재발하는 일도 있어서 이후 힘껏 팔을 잡아당기는 행동은 삼가야 한다.

팔 빠짐은 뼈를 원위치시키면 바로 통증이 사라지지만 이튿날이 되어도 통증이 지속될 경우 골절일 가능성도 있으므로 재차 진찰을 받자.

진료가 필요할 땐 어디로?

아이가 늘어뜨린 팔을 붙잡고, 손바닥을 위로 돌리지 못하고, 팔을 움직이려 하지 않을 때는 주의가 필요하다. 진찰이 필요할 때는 정형외과로 간다.

- ☐ 만세 동작을 못 한다
- ☐ 반짝반짝 손동작을 못 한다

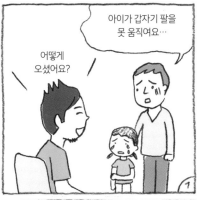

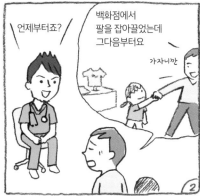

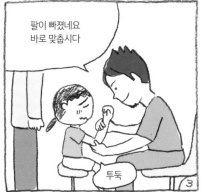

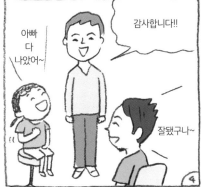

안아만 주면 울어요!

아직 말을 하지 못하는 어린아이들은 어디가 아픈지 잘 표현하지 못합니다. 팔 빠짐이 의심스러워도 실제로는 다른 부위가 골절되었을 수 있어요. 예컨대 팔꿈치 뼈를 누를 때는 아파하지 않는데 엄마가 안아주었을 때만 아파하는 상황이라면 빗장뼈가 골절되었을 가능성이 있습니다.

우리 집 구급상자

상비해두어야 할 구급용품과 반창고, 붕대, 삼각건의 사용법 등 응급처치가 필요할 때 도움이 될 정보를 소개한다.

구급상자에 넣어야 할 용품

기본적인 구급용품 일람이다. 부족하지 않은지 상자 안을 정기적으로 확인하는 것도 중요.

● **바세린**
석유를 정제한 보습제.

● **반창고**
일반 사이즈 외에 대형 사이즈도 있으면 편리.

● **거즈**
처치용, 의료용 거즈를 준비.

● **붕대**
가정용이라면 탄력붕대, 압박붕대 등 어떤 종류라도 괜찮다.

● **고정테이프**
붕대나 거즈를 고정하는 용도. 피부 보호 제품도 있다.

● **경구수액**
식염과 포도당을 혼합해 물에 용해시킨 것.

● **보냉제**
냉동고 안에 두는 것 외에 구급상자에도 예비로 넣어두자.

● **가위**
상처 처치 전용으로. 청결한 상태로 보관한다.

● **일회용 장갑**
상처 처치나 오염물을 처리할 때 편리하다.

● **상비약**
해열진통제, 진토제, 항알레르기약 등.

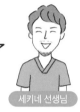

바세린은 만능!

세키네 선생님

쓸리고 베인 상처, 화상, 피부가 심하게 탔을 때의 응급처치 외에도 손가락에 붙은 접착제를 벗겨낼 때 등 바세린은 쓰임새가 참 많다. 상처를 깨끗이 치료해주는 편리한 용품. 병원에서 처방해주는 것이나 약국에서 파는 것, 어느 것이든 괜찮다.

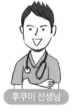

약에는 사용기한이 있으니 주의하세요!

후쿠이 선생님

약은 일시적으로 증상을 완화해줄 뿐 병이나 원인 자체를 치료해주는 것은 아니므로 과신하지 말자. 또한 만약에 대비해 상비해두는 것은 좋지만 모든 약품에는 사용기한이 있으니 주의하자.

+α 꿀

시판 기침약이 잘 듣지 않을 때 기침을 멈추는 데 효과가 있는 것이 벌꿀이다. 어린이에게도 시도해보자. 단 1세 미만의 아기에게는 주지 않는다.

레저 활동 시 챙겨야 할 구급용품

바다나 산, 강 등에 갈 때 챙겨가야 할 구급용품을 정리했다. 구급상자의 내용물에 더해 반드시 준비해야 한다.

● **수건**
세면수건과 같이 길이가 어느정도 되는 것이 편리.

● **쓰레기 봉투(40ℓ)**
성인의 몸(상반신)을 충분히 감쌀 수 있는 크기로 준비.

● **은박 담요**
방한과 보온을 위한 담요. 비상 담요라고도 한다.

● **분무기**
작은 휴대용 분무기도 괜찮다.

● **물(페트병)**
500㎖를 준비하면 음용으로, 상처 부위 세정용으로 유용하다.

● **진통제, 진토제**
구급상자의 상비약 중 이 두 가지는 휴대하면 편리.

● **초콜릿, 캐러멜 등 휴대용 비상식량**
식사 시간이 평소보다 늦어져서 급격한 저혈당 증상이 생겼을 때 유용하다.

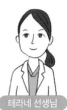

쓰레기봉투는 방한에도 도움이 됩니다!

테라네 선생님

40ℓ짜리 쓰레기봉투에 팔과 목이 나오게 구멍을 내어 뒤집어쓰면 통풍이 되지 않아 보온효과가 있다. 비가 내려도 체온이 떨어지는 것을 막을 수 있는 방한용품.

열중증에는 분무기만 한 게 없죠!

후쿠이 선생님

몸에 분무기로 물을 뿌리고 나서 부채로 부치면 효율적으로 열을 빼앗아 체온을 빠르게 떨어뜨릴 수 있다. 여름철 열중증 대비에 도움이 되는 요긴한 용품이다.

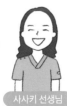

붕대나 거즈가 없을 땐 수건으로!

사사키 선생님

깨끗한 수건이 있으면 응급처치에 도움이 된다. 거즈나 붕대가 없어도 수건을 상처 부위에 대고 지혈할 수 있다. 손 닦는 용 이외에 여분으로 한 장 더 준비해 가면 좋다.

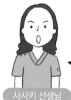

반창고 붙이는 법

사사키 선생님

가위로 일부분을 자르면 반창고를 붙여도 움직이기 쉽고 잘 떼어지지 않아요

손가락에 붙이는 반창고는 붙이기가 어렵고 또 잘 떨어진다. 일부분을 잘라 내거나 가위집을 내면 그런 고민이 사라진다.

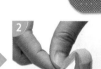

넓은 V자로 자른다

손끝에 붙일 때

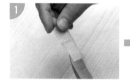

1 패드 부분이 손가락 끝에 오도록 세로 방향으로 반창고를 댄다.

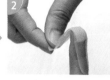

2 반창고를 살짝 잡아당겨서 손가락 끝이 감싸지도록 붙인다.

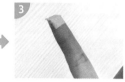

3 양쪽이 잘려 있어서 반창고가 튀어나오지 않는다.

깊은 V자로 자른다

관절을 피할 때

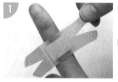

1 반창고를 가로 방향으로 해서 환부에 패드를 댄다.

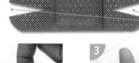

2 관절을 피해 접착 면을 위아래로 넓게 붙인다.

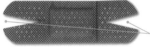

3 반대쪽도 관절을 피해 붙이면 손가락을 쉽게 움직일 수 있다.

양끝에 가위집

손가락 안쪽 면에 붙일 때

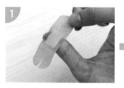

1 반창고를 가로 방향으로 얹고 환부에 패드를 댄다.

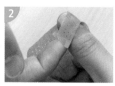

2 손톱 쪽의 접착 면은 위쪽과 아래쪽이 교차하는 형태로 붙인다.

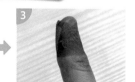

3 반대쪽도 교차해서 붙이면 손가락 안쪽 면에 잘 밀착된다.

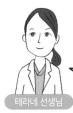

붕대 감는 법

넓은 부분을 감을 때는 폭이 넓은 붕대로

테라네 선생님

헐거워지거나 풀리지 않도록 붕대를 튼튼하게 감는 요령을 소개한다.

기본 감기

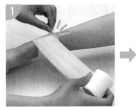

감는 시작 부위는 끝을 조금 빼둔다

붕대의 귀퉁이가 삼각형이 되도록 한 바퀴 감는다. 감기 시작하자마자 풀리는 것을 막아준다.

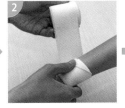

끝을 접어서 한 바퀴 돌린다

끝의 삼각형 부분을 접어 넣고 다시 붕대를 한 바퀴 감는다. 더 단단해져 잘 풀리지 않는다.

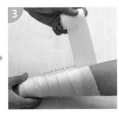

폭을 균등하게 감아나간다

붕대 폭의 1/2~1/3이 겹치도록 균등하게 나선형으로 감는다. 마지막에는 테이프로 고정한다.

더 있다! 감을 때의 핵심 요령

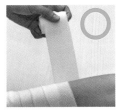

요령 1 감기 쉬운 방향이 있다

붕대를 왼쪽 사진과 같은 방향으로 잡아야 잘 감긴다. 화장실 휴지를 역방향으로 걸어두면 쓰기 불편한 것과 같은 맥락이다.

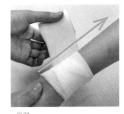

요령 2 몸에서 먼 쪽부터 감아나간다

피가 아래로 몰리기 쉬우므로 몸에서 먼 쪽부터 감는다. 팔의 경우 손목부터 감아나가는 것이 좋다.

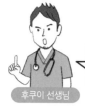

삼각건 사용법

후쿠이 선생님

> 먼저 매듭을
> 만드는 것이 핵심

의료용 삼각건은 한 변이 100cm 이상인 큰 삼각형 천이다. 초심자도 할 수 있는 삼각건 매는 법을 소개!

기본 매기

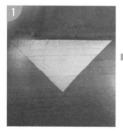

1

직각인 귀퉁이가 아래쪽으로 오게 펼친다

깨끗한 곳에 삼각건을 펼친다. 직각 부분이 아래쪽으로 오게 한다.

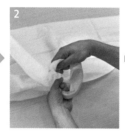

2

귀퉁이를 오므려 둥글게 만든다

한 손으로 직각 부분을 잡고, 다른 한 손으로 오므려서 끝을 둥글게 만든다.

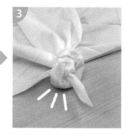

3

큰 매듭을 만든다

2번에서 둥글게 만든 끝을 꽉 묶어 매듭을 만든다. 풀리지 않도록 단단히 묶는다.

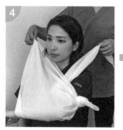

4

팔꿈치에 매듭을 댄다

팔꿈치를 90°로 굽혀 팔을 가슴 앞으로 올린다. 수평이 된 팔을 삼각건에 통과시켜 들어 올린 다음 3번에서 만든 매듭을 팔꿈치에 댄다.

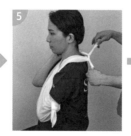

5

남은 두 변을 목 뒤로 돌린다

삼각건의 남은 두 변을 양쪽 모두 목 뒤로 넘긴다. 머리카락이 길다면 옆으로 빗겨도 괜찮다.

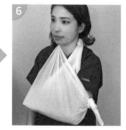

6

목 뒤에서 단단히 묶는다

정면에서 봤을 때 좌우 어깨의 높이가 같아지도록 목 뒤에서 묶는다. 묶는 방법은 정해져 있지 않다. 어떻게 묶어도 좋다.

집에서 할 수 있는 응급처치

경우에 따라서는 생명을 좌우하는, 몸에 이상이 생겼을 때의 대처법을 정리했다. 병원에 가기 전에 집에서 할 수 있는 응급처치를 소개한다. 응급상황이 생겼을 때를 대비해 잘 익혀두자.

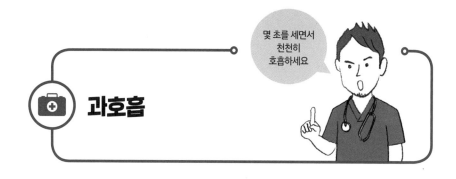

몇 초를 세면서
천천히
호흡하세요

과호흡

스트레스나 운동이 원인, 불안 요소를 없애자

과호흡은 스트레스를 받거나 과격한 운동을 했을 때 호흡의 횟수가 늘어나 발병한다. 혈액 속에 있는 이산화탄소 농도가 낮아져서 호흡곤란이 일어나고, 손발 저림과 근육 경련도 일어난다. 이러한 증상이 나타나면 불안감이 한층 더 높아져 '숨을 못 쉬겠어', '숨을 쉴수록 더 힘들어'라고 느끼게 되어서 증상이 더 나빠진다.

치료 방법은 일단 스트레스 요인을 없앤 뒤(예컨대 누군가와의 싸움이 원인이라면 일단 상대와 거리를 둔다) 마음을 가라앉히고 호흡하는 것이다.

자신의 배에 손을 얹고 '4초 들이마시고, 몇 초 참고, 8초 내쉰다' 이런 주기로 시간을 세면서 해보자. 5~10회 정도 실행하면 '숨을 못 쉬겠다'는 생각이 사라지기 시작할 것이다.

만일 과호흡 상태인 사람을 발견한다면 이 방법으로 호흡하도록 이끌자. 먼저 불안이 사라지고 진정할 수 있도록 도와야 한다.

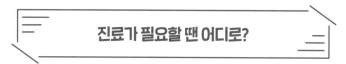

진료가 필요할 땐 어디로?

호흡 상태가 나아지지 않거나 정신적으로 받은 스트레스가 없다면 다른 병일 가능성도 있다. 과호흡이 반복된다면 정신과나 심료내과에서 정기적으로 진찰을 받자.

- ☐ 호흡 상태가 개선되지 않는다
- ☐ 과호흡을 여러 차례 경험했다
- ☐ 정신적인 스트레스가 없다

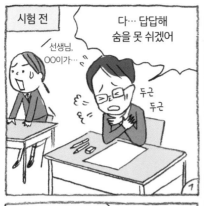

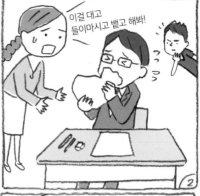

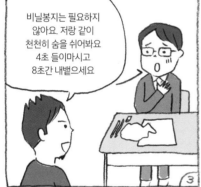

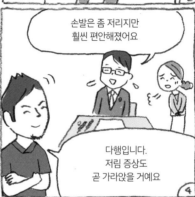

과호흡에는
종이봉투가 좋은가요?

옛날에는 과호흡 증상으로 혈액 속 이산화탄소 농도가 떨어지면 종이봉투를 대고 호흡하는 게 좋다고 여겼어요. 하지만 이 호흡법이 산소 결핍을 발생시키거나 불필요하게 공황 상태를 악화시킨다고 판명되어 현재는 권장하지 않아요.

호흡곤란

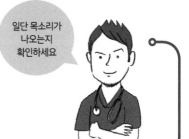

일단 목소리가 나오는지 확인하세요

무리해서 눕히지 말고 편안한 자세로

'과호흡'(54쪽 참조)을 제외한 호흡곤란은 보통 중증인 경우가 많다. 호흡곤란을 일으키는 질환은 다양한데, 응급도가 높은 것으로는 숨길(기도) 막힘, 심부전, 폐렴 등을 꼽을 수 있다.

공기가 지나는 길을 '숨길'이라고 하는데, 숨길은 윗숨길과 아랫숨길로 나뉜다. 보통 윗숨길에 문제가 생기면 숨길이 막힐 위험이 있어서 응급도가 높다.

윗숨길의 이상은 '목소리가 나오는가'로 확인할 수 있다. '목소리가 잘 안 나온다', '침을 삼키지 못한다' 하는 증상이 있을 땐 즉시 구급차를 부르자. 쌕쌕거리고 휘파람 소리가 나는 호흡은 천식일 가능성이 있다. 고령자에게서는 심부전일 때도 이와 같은 증상이 나타나므로 즉시 병원에 가야 한다.

진료가 필요할 땐 어디로?

호흡곤란이 나타났을 때는 이미 중증으로 진행된 경우가 많아서 무조건 진찰을 받는 것이 원칙이다. 주위에서는 상태를 잘 관찰해준다. 진료를 받아야 할 때는 응급실로 간다.

병원으로

☐ 병원에 가서 진찰받는 것이 원칙이다

구급차를 부른다

☐ 목소리가 안 나온다, 침을 못 삼킨다
☐ 어깨를 사용해 호흡한다
☐ 걷지 못한다
☐ 가슴 통증 등 다른 증상도 있다

호흡이 힘들다고 몸을 옆으로 눕히면 숨길이 차단되고 심부전이 원인일 경우에는 증상이 악화할 수 있다. 환자가 가장 편안해 하는 자세를 취하게 해주는 것이 좋다.

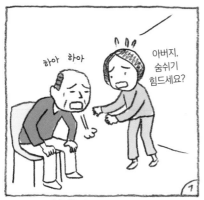

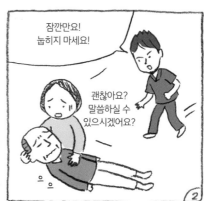

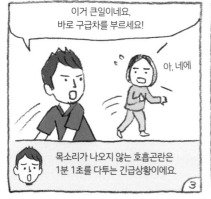

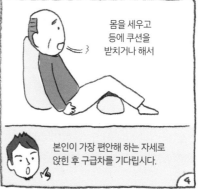

감기약이 천식을 유발하나요?

해열진통제 때문에 천식 발작이 일어나는 '아스피린 천식'이라는 것이 있습니다. 어린이에게서는 드물게 나타나며, 20~40세에서 발병하는 경우가 많습니다. 성인 천식 환자의 5~10%를 차지한다고 알려져 있어요.

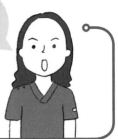

> 식은땀을 동반한 갑작스러운 가슴 통증은 즉시 병원으로!

가슴 통증

통증이 나타난 순간을 기억하고 있는가

'가슴 통증'을 일으키는 병에는 심근경색과 대동맥 해리 등 촌각을 다투는 '무서운' 병부터, 진통제를 먹고 상황을 지켜보면 되는 가벼운 병까지 다양하다. 흉부의 주요 장기인 심장, 폐, 대동맥, 식도로부터 온 통증일 수도 있고, 근육, 뼈, 신경에서 온 통증일 때도 있다. 나이와 성별, 흡연, 지병의 영향으로 일어나기 쉬운 병인 것은 틀림없지만, '무서운' 가슴 통증은 '갑작스레' 시작된다는 것이 특징이다.

통증이 나타난 순간의 일을 선명하게 기억(텔레비전 드라마가 CM으로 바뀐 순간 등)하고 있다면 '무서운' 병일 가능성이 높으니 즉시 병원으로 가자. 식은땀을 동반하거나 어깨, 턱, 등으로 통증이 퍼지는 느낌이 들 때도 곧바로 구급차를 부르자.

가슴 통증이 나타나면 눕기 등 편안한 자세로 안정을 취하는 것이 중요하다. 가슴 통증을 호소한 사람이 쓰러지거나, 반응이 없을 경우는 즉시 구급차를 부르고, 가능하다면 AED를 준비해 사용한다. '무서운' 병 때문에 심폐 정지가 일어날 수도 있고, 특히 부정맥 때문이라면 AED를 사용해 부정맥을 해소할 수 있다.

궁금해요, 선생님! ER 잡학사전

심근경색 증상에는 또 어떤 것이 있나요?

가슴이 아픈 것이 심근경색의 증상이라는 것은 잘 알려져 있는데, 목구멍 통증, 치통, 턱의 통증, 어깨 통증 또한 심근경색에 의한 통증일 수 있습니다. 이것을 '관련통'이라고 합니다. 심장을 지배하는 신경 가까이에는 다른 부위의 신경도 주행하고 있는데, 뇌가 착오를 일으켜 다른 부위가 아픈 것으로 인식하는 탓에 증상이 나타납니다.

진료가 필요할 땐 어디로?

증상이 심할 때는 가능하면 여럿이서 대응하는 것이 좋다. AED를 준비(132쪽 참조)하고 구급차가 오기를 기다리자. 병원으로 갈 때는 응급실 또는 순환기과로.

병원으로

☐ 통증이 점점 심해진다
☐ 심호흡할 때 통증이 더 나타난다

구급차를 부른다

☐ 갑작스러운 통증
☐ 식은땀을 동반한다
☐ 어깨, 턱, 등으로 퍼지는 느낌의 통증
☐ 통증이 이동한다. 파열되는 느낌의 통증이 있다
☐ 얼굴빛이 안 좋다
☐ 의식이 없다
☐ 숨쉬기 힘들다
☐ 죄어드는 통증이 20분 이상 지속된다

* AED: Automated External Defibrillator, 자동 심장 충격기

응급처치

구급차를 부르고, 환자에게서 눈을 떼지 않는다. AED가 가까이 있다면 가져온다.

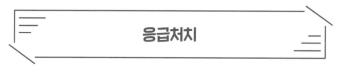

Step 1 구급차를 부른다

심근경색 등 심장병을 원인으로 나타나는 가슴 통증은 촌각을 다투므로 즉시 구급차를 부른다(98쪽 참조). 여러 사람이 있을 때는 AED를 찾아온다.

Step 2 편안한 자세를 취한다

옷을 느슨하게 풀어준다. 의자에 앉거나 눕는 등 본인이 가장 편안하다고 느끼는 자세를 취하게 한다. 의식이 없을 때는 눕힌다.

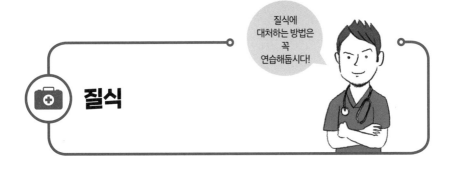

질식에 대처하는 방법은 꼭 연습해둡시다!

질식

목에 이물질이 걸렸을 때 빼내기 위한 처치

질식이란 음식물이 목에 걸려 숨을 쉬지 못하게 된 상태를 말한다. 응급도가 상당히 높아 신속한 대처가 요구된다. 3분이 지나면 생명이 위험할 수 있다.

질식을 해소하는 방법은 꼭 사전에 연습해두어야 실전에서 실행할 수 있다. 내 주위의 소중한 사람을 지키기 위해 미리 이미지 트레이닝을 해두도록 하자.

먼저 질식임을 눈치채는 것이 중요하다. 엄지와 검지로 목을 누르는 행동을 '초크 사인'이라 하는데, 질식된 사람이 취하는 전형적인 행동이다. 목소리가 안 나오고 갑자기 얼굴이 파래지면 질식일 가능성이 있다. 질식 환자를 발견했다면 먼저 구급차를 부르고 응급처치를 한다.

의식이 있고 목소리가 나온다면 먼저 스스로 기침으로 이물질을 토해내도록 유도한다. 그래도 뱉어내지 못할 때는 손바닥 아래쪽 끝으로 좌우 어깨뼈의 한가운데를 연속해서 힘껏 친다.

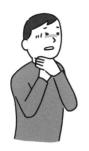

일단 이것부터 확인!

질식의 신호를 알아차린다

고통스러워서 자신의 목을 잡는 동작을 한다(초크 사인). 콜록거리거나 호흡 시 휘파람 소리가 날 때는 이물질이 숨길의 일부를 막은 상태. 얼굴빛이 파래지는 것도 신호다. 즉시 61쪽의 순서대로 처치를!

3분에 목숨이 달렸다! 신속한 대처를

질식 환자임을 직감했다면 다음 순서도에 따라 상황을 확인하고 응급처치를 한다

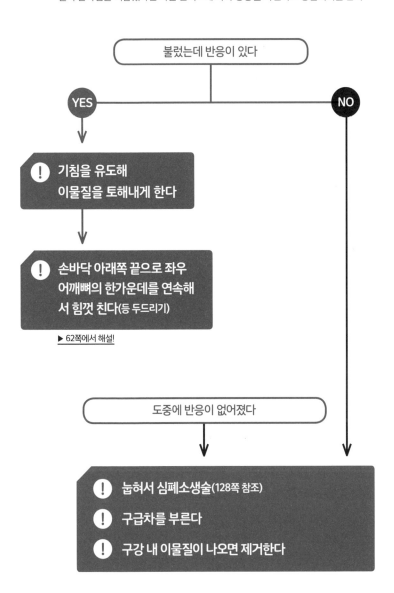

불렀는데 반응이 있다

YES   NO

❗ 기침을 유도해 이물질을 토해내게 한다

❗ 손바닥 아래쪽 끝으로 좌우 어깨뼈의 한가운데를 연속해서 힘껏 친다(등 두드리기)

▶ 62쪽에서 해설!

도중에 반응이 없어졌다

❗ 눕혀서 심폐소생술(128쪽 참조)

❗ 구급차를 부른다

❗ 구강 내 이물질이 나오면 제거한다

❗ 등 두드리기

① 환자의 뒤에서 한손을 겨드랑이 밑에 넣고 가슴과 아래턱 부분을 지지한 뒤 턱을 젖힌다.

② 손바닥 아래쪽 부분으로 좌우 견갑골 중간 부근을 강하게 친다.

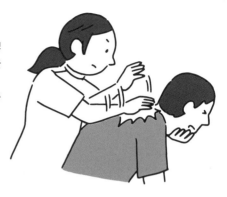

1세 미만일 때는

① 한쪽 팔 위에 영아를 엎어놓고 손으로 턱을 지탱한다. 머리를 몸보다 낮은 위치에 오게 유지한다.

② 다른 손 손바닥의 가운데 부분으로 등 한가운데를 여러 번 강하게 친다.

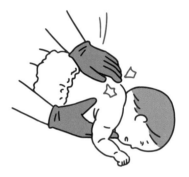

궁금해요, 선생님!
ER 잡학사전

질식을 조심해야 할 음식에는
어떤 것이 있나요?

질식의 원인으로는 대개 떡, 미니 컵 젤리, 사탕, 그리고 포도 등의 과일 종류가 꼽힙니다. 고령자나 어린이는 삼키는 힘이나 기침할 힘이 약하므로 먹기 전에 작게 썰거나 잘게 부수어 질식을 예방하는 것이 중요합니다.

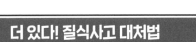

더 있다! 질식사고 대처법

등 두드리기로도 이물질이 나오지 않을 때는 다음 방법을 시도해보자.

! 복부 밀어내기(하임리히법)

❶ 환자를 백허그하듯 등 쪽에서부터 감싸고 주먹을 쥐어 엄지 쪽을 환자의 배꼽 바로 위에 댄다.

❷ 다른 한 손을 주먹에 얹고 강하게, 빗겨 올리는 방향으로 배를 밀어 올린다.

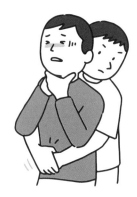

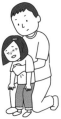

어린이일 경우는

어린이일 경우 한쪽 무릎을 꿇어 키를 맞춘다.

! 가슴 밀어내기

※ 복부가 클 경우(임신 중, 비만)

❶ 환자 뒤에서 팔을 둘러 명치에 주먹 쥔 손을 댄다.

❷ 주먹 위로 다른 한 손을 얹어 재빨리 몸쪽으로 밀어 올린다.

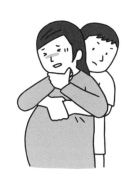

1세 미만일 때는

❶ 한쪽 팔 위에 영아가 위를 보게끔 눕히고 손바닥 전체로 뒤통수 부분을 잘 잡는다. 머리가 몸보다 낮은 위치에 오도록 유지한다.

❷ 다른 한 손의 손가락 두 개(검지와 중지, 중지와 약지)로 가슴 한가운데를 강하게 여러 차례 누른다.

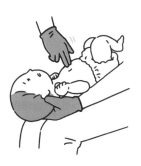

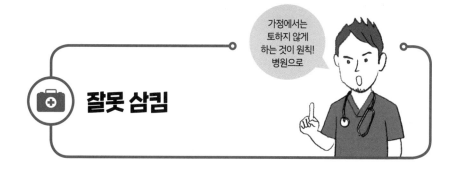

가정에서는 토하지 않게 하는 것이 원칙! 병원으로

잘못 삼킴

토하게 하려다가 오히려 다칠 수 있다

영유아는 호기심이 왕성해서 눈에 보이는 것, 손에 잡히는 것이라면 무엇이든지 흥미를 느끼고 입안에 넣어 그 감촉을 확인하려는 특성이 있다. 그래서 특히 1~3세 아이들이 무언가를 잘못 삼키는 일이 많다.

이때 무리해서 입속에 손을 넣거나 토하게 하려고 시도하지 말자. 그 과정에서 식도 등 점막에 상처가 날 수 있고, 숨길이 막혀 질식되거나 폐렴을 일으킬 수 있기 때문이다. 무엇을 삼켰든 간에 판단과 처치를 그르치면 위험하니 전문가의 지시를 따르도록 하자.

65쪽에 나와 있는 물체를 삼켰을 때는 즉시 병원에 가서 치료를 받아야 한다. 삼킨 물체와 같은 것이 있다면 가지고 가자. 또한 단추나 동전 모양의 전지 중에서도 특히 리튬전지는 전압이 높아서 몸의 조직을 손상시킬 가능성이 상당히 높다. 삼켰는지 확실하지 않더라도 삼켰을 가능성이 있다면 병원에 가서 진찰을 받자.

진료가 필요할 땐 어디로?

무엇을 얼마만큼 삼켰는지 파악하는 데 주력하자. 실제로 삼킨 것과 동일한 물체를 가지고 가면 진단을 내릴 때 참고가 된다. 병원에 가야 할 때는 응급실로.

☐ 65쪽 목록에 있는 것이나 3cm를 넘는 큰 물체를 삼켰다
☐ 구토, 심한 기침, 물을 마시지 못하는 증상이 있다

이런 것에 주의하자

쥐약, 제광액, 등유

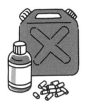

모두 응급도가 높으며 토하면 식도 등 점막이 손상될 우려가 있다. 제광액이나 등유는 휘발성이 강해서 토했을 때 다시 들이쉬게 되면 폐렴을 비롯해 폐에 문제를 일으킬 수 있다.

단추·동전 모양 전지, 자석

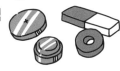

단추·동전 모양 전지가 들어가 몸속에서 전류가 흐르거나 소화액으로 부식이 되면 내장이 손상된다. 자석은 위벽이나 창자벽을 사이에 두고 여러 개가 몸속에 머무르게 되면 내장에 구멍이 뚫릴 수 있다.

가정용 세제

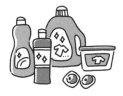

젤 상태, 큐브형 등 아이가 흥미를 갖기 쉬운 모양의 제품이 많다. 향도 나서 더욱더 과자로 착각하기 쉽다.

담배

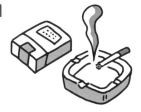

담배 한 개비는 영유아 치사량에 상당하지만 토해내는 경우가 많아 중증에 이르는 사례는 많지 않다. 단, 담배를 빠뜨린 물은 니코틴 농도가 높아 위험하다.

예리한 물체

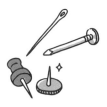

칼날이나 바늘, 머리핀 등은 몸속에서 걸리거나 찔릴 위험이 있다. 토하게 하려다가 점막을 손상시킬 수 있으니 병원에 가서 제거하자.

성인용 약

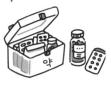

한 알이라도 아이의 생명을 위협할 수 있다. 특히 혈압·당뇨병·정신과 약을 먹었을 때는, 빨리 치료를 해야 하는 경우가 많으니 신속하게 병원에 가자.

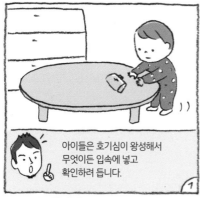

아이들은 호기심이 왕성해서 무엇이든 입속에 넣고 확인하려 듭니다.

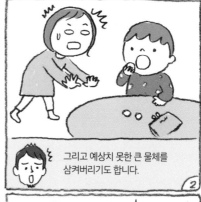

그리고 예상치 못한 큰 물체를 삼켜버리기도 합니다.

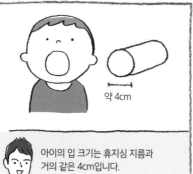

약 4cm

아이의 입 크기는 휴지심 지름과 거의 같은 4cm입니다.

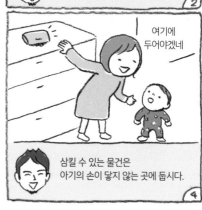

여기에 두어야겠네

삼킬 수 있는 물건은 아기의 손이 닿지 않는 곳에 둡시다.

궁금해요, 선생님!

단추 모양 전지를 삼켰을 때
벌꿀이 정말 효과가 있나요?

단추 모양 전지를 삼켰을 때, 1세 이상이라면 숟가락으로 한 입 분량(5~10㎖)의 벌꿀을 먹인 뒤 병원에 가서 진찰을 받도록 합시다. 벌꿀은 식도 점막의 손상을 막아주는 효과가 있습니다. 단, 1세 미만에게는 영아보툴리누스증의 위험이 있으니 먹이지 마세요.

응급처치

최소한의 처치만 한 뒤 신속하게 전문가의 지시에 따르자. 질식 상태가 아닌 이상 무리해서 토하게 하지 않는다.

Step 1 의식과 호흡을 확인

불러도 반응이 희미하거나 이상이 있으면 즉시 구급차를 부른다.

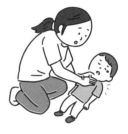

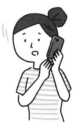

Step 2 언제, 무엇을, 얼마나 삼켰는지 확인

실제로 삼킨 것이 남아 있으면 병원에 가지고 간다. 단추 모양 전지가 널려 있는 상황과 같이 먹었는지 확실치 않더라도 삼켰다고 추측이 되면 일단 가지고 간다.

Step 3 전문기관에 상담

병원에 가기 망설여진다면 119 구급상황관리센터로 전화하자(188쪽 참조).

이것은 금물!

☐ **무리해서 토하게 하는 것은 금물**

토가 자연스레 나오면 그냥 두어도 되지만 무리해서 구토를 유발하는 것은 금물! 토사물이 목구멍을 막거나 식도 따위의 기관을 손상시킬 수 있다.

귀와 코에 이물질이 들어가 나오지 않을 때

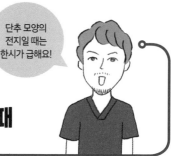

단추 모양의 전지일 때는 한시가 급해요!

무리하게 빼내려고 하면 위험하다

아이가 비즈나 장난감 부품을 자신의 귀나 코에 넣었다가 빼지 못하는 일이 종종 있다. 넣었을 때 금방 알아차리는 때도 있지만 아무도 모르고 있다가 귀 청소를 할 때 우연히 발견하는 일도 있다.

귀에 들어간 이물질을 빨리 꺼내야 하는 응급상황은 적다. 따라서 이비인후과에 가서 진찰을 받으면 된다. 귓구멍은 좁아서 이물질이 보여도 꺼내기가 힘들고, 잘못하면 안으로 더 들어갈 수 있다. 클립을 구부려서 만든 귀이개(69쪽 참조)를 이용하면 틈새로 아래쪽이 들여다보여서 이물질이 안으로 더 깊숙이 들어갈 위험이 조금 줄어든다.

코의 이물질은 콧속을 통해 목구멍으로 들어가 질식과 같은 호흡 문제를 일으킬 수 있기 때문에 주의해야 한다. 통증이나 출혈이 있을 때는 병원에 가야 한다. 이물질이 단추나 동전 모양 전지일 때는 주위 점막을 매우 빠른 속도로 손상시키기 때문에 서둘러 병원으로 가서 빼내야 한다.

진료가 필요할 땐 어디로?

코의 이물질은 목구멍으로 넘어가 질식하지 않도록 주의하면서 빼낼 수 있는지 잘 가늠한다. 병원에 가야 할 때는 이비인후과나 응급실로.

- ☐ 단추 모양 전지나 뾰족한 것이 들어갔다
- ☐ 통증과 출혈이 있다

응급처치

집에서도 할 수 있는 이물질 제거법을 두 가지 소개한다. 시도했는데 제대로 제거하기 힘들다면 무리하지 말고 병원으로.

✔ 코 ➡ '부모의 키스'를

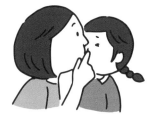

이물질이 들어가지 않은 쪽 콧구멍을 손가락으로 막고, 아이의 입을 부모 입으로 완전히 덮는다. 그리고 단숨에 숨을 불어넣는다. 좌우 코는 안쪽 끝에서 이어져 있어서 막지 않은 콧구멍으로 이물질이 밀려 나온다.

✔ 코·귀 ➡ 클립으로

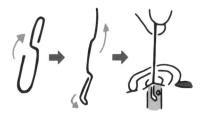

크기가 작은 클립을 편다. 굽어진 한쪽 끝 부분을 귀이개와 같은 각도로 만든다. 이물질을 긁어내는 방식으로 제거한다. 부모가 아이를 잘 붙잡고 안전하게 할 수 있을 때만 시도한다.

궁금해요, 선생님!
ER 잡학사전

아이를 어떻게 안고 있어야 진료가 수월할까요?

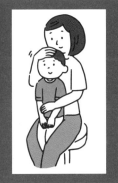

귀나 코에 들어간 이물질을 제거하는 처치를 할 때는 경우에 따라서 아이가 움직이지 않도록 부모가 아이를 안고 고정해주는 것이 좋습니다. 부모가 넓적다리에 아이의 양 다리를 끼우고, 한손으로는 몸통과 손을, 다른 한손으로는 머리를 지탱해 고정합니다. 부모의 몸에 밀착되면 아이는 안정감을 느껴 불안을 덜 느끼게 됩니다.

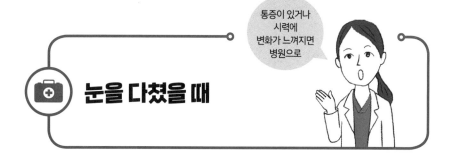

통증이 있거나 시력에 변화가 느껴지면 병원으로

눈을 다쳤을 때

눈을 다치는 원인은 크게 세 가지

일상생활에서 눈을 다치게 되는 원인은 크게 세 가지로 나눌 수 있다. 첫 번째는 '둔기 손상'. 공에 맞거나 운동경기 중 상대와 부딪혔을 때, 또 격투기를 하다가 맞았을 때 눈 주위에 강한 충격을 입어서 생기는 외상이다. 눈 자체에 영향을 줄 뿐 아니라 눈 주위의 뼈가 골절되기도 한다.

두 번째는 '예기 손상'. 뾰족한 칼이나 나뭇가지, 칫솔이나 연필 따위가 눈에 들어가서 생기는 외상이다.

세 번째는 '화학적 손상'. 세제나 약품이 눈에 들어가 생기는 외상(104쪽 참조)이다. 이밖에도 강한 자외선이나 용접작업에 장시간 노출되면 눈 표면의 막(각막)에 염증이 생기는 '자외선 각막염'에 걸릴 수 있다. 이때 강한 통증을 동반하기도 한다.

어떤 원인으로 생긴 외상이든 눈에 보이는 변화(출혈이나 충혈)가 있고, 통증이 개선되지 않고, 시력에 변화가 생겼다면, 병원 진료가 필요하다. 이때 어떻게 하다 다쳤는지, 또 원래 시력은 어느 정도였는지를 의사에게 이야기하면 진단에 도움이 된다.

진료가 필요할 땐 어디로?

통증, 시력의 변화, 출혈과 충혈 따위의 눈에 보이는 변화가 있다면 병원으로. 안과나 응급실로 가면 된다.

☐ 흰자위나 검은자위에 출혈이나 충혈이 있다
☐ 통증이 심하고 호전되지 않는다
☐ 시력이 떨어졌다, 시야가 흐리다
☐ 금속이나 나무, 뾰족한 물체에 찔렸다

응급처치

눈을 다친 원인에 따라 응급처치 방법이 다르다. 출혈이 있는지, 시력이 떨어졌는지 계속 확인하면서 처치하자.

✔ 부딪혔을 때

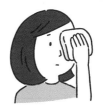

수건으로 감싼 보냉제를 이용해 눈 주위를 식힌다. 주위의 뼈가 부러져 있을 수 있으니 부기나 통증이 심해지지 않는지 잘 살핀다.

✔ 물체에 찔렸을 때

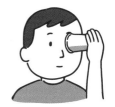

뾰족한 물체에 눈을 찔렸다면 응급 수술이 가능한 안과로 간다. 찔린 것을 무리해서 빼내지 않는다. 종이컵 등으로 상처를 보호하며 이동한다.

✔ 화학적 외상일 때

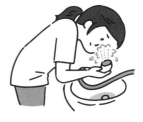

최대한 빨리 흐르는 물로 눈을 씻는다. 눈을 벌린 채 흐르는 물로 10분 이상 화학물질을 씻어낸 뒤 의료기관에 간다.

궁금해요, 선생님!
ER 잡학사전

흰자위가 새빨개졌어요!

재채기나 기침을 했을 때 또는 아무런 전조증상 없이 흰자위가 새빨갛게 된 상태를 '결막출혈'이라고 합니다. 시력 저하나 통증이 없으며 보통은 치료가 필요하지 않습니다. 며칠 지나면 서서히 혈액이 흡수되어 원상태로 돌아온답니다.

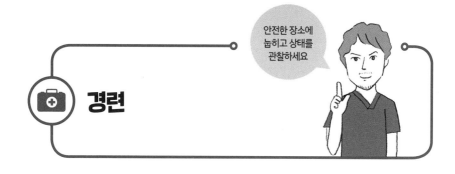

안전한 장소에 눕히고 상태를 관찰하세요

경련

'회복 체위'로 질식과 부상을 예방하자

경련이란 뇌의 기능에 문제가 생겨 몸을 부들부들 떨거나 갑자기 몸이 뻣뻣해지는 발작을 말한다. 뇌 자체에 문제가 생겨 일어나기도 하지만 심장 등 다른 장기에 문제가 있어 이차적으로 뇌의 기능에 문제가 생기기도 한다.

경련이 일어났을 때는 먼저 질식하거나 다치지 않도록 신경 써야 한다. 구토를 하는 경우도 있으니 똑바로 눕혀선 안 된다. 토사물로 질식할 수 있기 때문이다.

이때 '회복 체위'(73쪽)를 참고하자. 회복 체위는 구토를 하더라도 토사물이 입에서 흘러나오도록 한다. 단, 구조자는 입안에 무엇인가 있다고 해서 손을 넣어 긁어내는 행동은 삼가야 한다. 치아에 손가락을 다치거나 잘못하면 도리어 입속으로 토사물을 밀어넣게 될 수도 있다.

경련은 앉아 있을 때나 서 있을 때도 일어난다. 그때는 안전한 장소에 옆으로 눕히면 좋다. 떨어지면 위험하므로 높은 장소는 피하자.

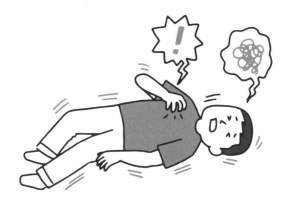

진료가 필요할 땐 어디로?

경련이 일어났을 때는 병원에 가는 것이 원칙. 증상이 금방 사라졌다고 해도 스스로 판단하지 말고 병원에 가서 진찰을 받자. 응급실로 가면 된다.

병원으로

☐ 병원에 가서 진찰을 받는 것이 원칙

구급차를 부른다

☐ 경련이 5분 이상 지속된다
☐ 하루에도 여러 번 경련이 일어난다
☐ 몸의 한쪽만 경련이 온다

눕힐 때는 '회복 체위'

몸을 옆으로 눕게 하고 아래쪽 팔은 앞으로 뻗거나 살짝 굽힌다. 위쪽 팔은 손등을 위로 해서 손을 환자의 뺨 밑으로 넣어 숨길을 확보한다. 몸을 안정시키기 위해 위쪽 다리는 무릎을 직각으로 굽힌다.

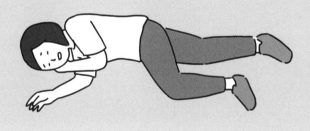

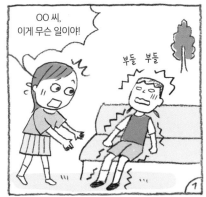

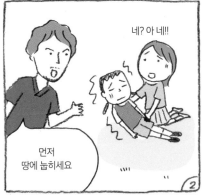

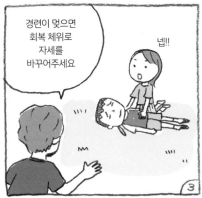

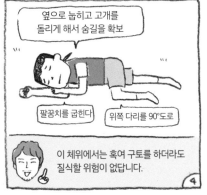

경련이 일어나면
입에 수건을 물려야 하나요?

경련이 일어났을 때 '혀를 깨물면 큰 출혈이 생긴다'고 생각해 환자의 입에 수건이나 손가락을 물게 하는 경우가 있습니다. 하지만 이것은 바람직하지 않아요. 경련으로 혀를 깨물 수도 있지만, 그 자체가 치명상이 되는 일은 많지 않습니다. 오히려 입속에 무언가를 끼워 넣으면 질식의 원인이 될 수 있고, 손가락을 넣었다가 구조자가 다치는 일도 생길 수 있어요.

일단 이것부터 확인!

01 얼굴빛(창백한지)

02 눈의 초점

03 말을 할 수 있었는지

04 몸의 어느 부분이 어떤 움직임을 보였는지

05 경련이 몇 분 정도 지속되었는지

여유가 된다면 경련이 일어나기 전, 경련 중, 멈춘 후의 상태를 관찰한다. 이때 목격한 정보는 발병 원인을 진단할 때 유용하다. 확인해야 할 것은 경련 전에 무엇인가 증상을 호소했는지, 경련 중에 얼굴빛이나 눈의 초점이 어땠는지, 몸의 어느 부분이 어떤 움직임을 보였는지, 경련이 멈춘 뒤 곧바로 컨디션을 회복했는지 또는 의식이 몽롱한 상태였는지 등이다.

경련의 양상을 동영상으로 기록한다

경련이 일어나면 얼굴빛이나 눈의 초점, 몇 분 정도 경련이 지속되었는지를 적어두자. 동영상으로 촬영해 두면 더 좋다. 이렇게 기록해 놓으면 상태를 정확히 알 수 있어서 진단 시 도움이 된다.

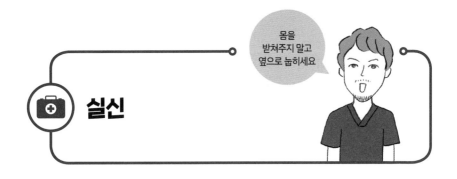

몸을 받쳐주지 말고 옆으로 눕히세요

실신

머리 위치를 아래로 해 혈류의 회복을 촉진

실신은 뇌의 혈류가 감소해 일시적으로 의식을 잃는 것이다. 부정맥 등 심장질환 때문에 일어나기도 하고, 꼭 병이 아니라 오랜 시간 계속 서 있다가도 실신할 수 있다. 학교에서 조회 시간에 학생이 의식을 잃고 쓰러지는 것도 실신이다. 조회 시간처럼 오랜 시간 서 있을 때 몸에 이상이 느껴지면 즉시 웅크려 앉거나 누워야 실신을 막을 수 있다.

뇌전증도 실신과 유사하다. 뇌전증은 뇌가 비정상적으로 흥분해 의식을 잃거나 경련을 일으키는 병이다.

두 가지를 구별하는 데는 얼굴빛과 시간 경과에 따른 증상의 변화 등 목격한 정보가 유용하다. 직전에 무엇을 했는지, 몸 상태에 이상이 없었는지, 의식을 잃기 직전에 머리를 부딪쳤는지, 가슴의 답답함 등 다른 증상은 없었는지, 의식을 잃었을 때 얼굴이 창백했는지, 손발에 힘이 없었는지, 의식이 원래대로 돌아오는 데 몇 분 걸렸는지 따위의 정보를 모아두자. 진단을 내릴 때 큰 도움이 될 것이다.

실신은 뇌의 혈류가 감소하는 것이 원인이므로 앉아 있거나 서 있다가 실신을 했다면 몸을 즉시 옆으로 눕혀서 머리가 심장보다 아래쪽에 오도록 해준다. 보통 몇 분 내에 의식이 돌아온다. 돌아오지 않을 때는 실신이 아니라 의식장애라는 또 다른 증상일 수 있다.

특히 운동을 하다가, 또는 누워 있다가 전조증상 없이 갑자기 의식을 잃었다면, 심장질환에 따른 증상이 의심된다. 빠른 시간 내에 병원에 가야 한다.

진료가 필요할 땐 어디로?

혈류량 감소에 따른 일시적인 증상인지, 의식장애인지를 구분하는 것이 중요하다. 의식이 돌아오지 않을 때는 신속하게 구급차를 불러 응급실로 간다.

병원으로

☐ 의식을 잃었을 때 다쳤다

구급차를 부른다

☐ 옆으로 눕히고 5분이 지나도 의식이 돌아오지 않는다
☐ 운동을 하다가 의식을 잃었다
☐ 잠을 자다가 의식을 잃었다
☐ 전조증상 없이 갑자기 의식을 잃었다

앉은 채 몸을 지탱하는 것은 금물

앉아 있다가 의식을 잃었을 때 주위 사람이 받쳐주어 앉아 있는 자세를 유지하게 되면, 중력 때문에 머리 쪽으로 가는 혈류가 정상적으로 회복하는 것이 어려울 수 있다. 반드시 옆으로 눕히자.

빈혈과 실신은 어떻게 다른가요?

학교 조회 시간에 의식을 잃는 것을 예로부터 '빈혈'이라고 불러왔는데, 이것은 의학적으로 잘못된 표현입니다. 빈혈이란 출혈 등으로 피의 성분이 줄어든 상태를 말합니다. 실신은 뇌의 혈류가 감소하는 것, 즉 몸속 혈액의 분포가 고르지 못해서 나타나는 증상일 뿐입니다.

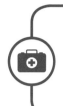

아나필락시스(알레르기)

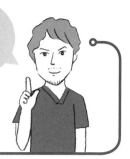

호흡이나 의식장애에 주의하세요

분 단위로 증상이 악화하기도

알레르기란 세균이나 바이러스 등 어떤 물질에 대해 몸을 보호하기 위한 면역이 과잉 작용해 병적인 증상을 일으키는 것이다. 음식 알레르기, 꽃가루 알레르기, 아토피성 피부염 등은 일상 속 알레르기에 따른 질환이다.

알레르기 증상은 다양하다. 가려움을 유발하는 두드러기처럼 피부에 변화가 나타나 눈으로 확인할 수 있는 것이 있는가 하면, 숨 막힘, 배의 통증, 저혈압 등과 같이 증상이 내장에 나타나 파악하기 어려운 것도 있다.

피부·점막 증상(발진, 가려움, 부종), 호흡기 증상(숨 막힘, 쌕쌕거림, 휘파람 소리), 순환기 증상(혈압 저하, 의식이 몽롱해짐), 소화기 증상(복통, 구토) 등 네 종류의 증상 가운데 두 가지 이상이 나타나는 강한 알레르기가 있는데 이를 '아나필락시스'라고 한다.

병원에서는 알레르기를 일으키는 원인을 특정하기 위해 혈액검사 결과를 참고하기도 하는데, 조사해도 원인을 알 수 없는 경우가 많다. 음식물·복용한 약·생활 습관 등 여러 가지 요인이 중복되어 나타나는 경우도 많기 때문에, 증상이 시작되기 전에 했던 행동이나 식사내용 등을 잘 적어두어 의사에게 이야기하면 진단에 큰 도움이 된다. 예컨대 음식물만 가지고는 증상이 나타날 가능성이 적은데, 식후 운동을 해서 아나필락시스 증상이 나타났을 가능성이 있다.

알레르기 증상은 가려움 수준의 약한 것부터 생명을 위협하는 것까지 있다. 특히 숨이 답답하거나 의식이 몽롱해졌을 때는 긴급한 치료를 요하므로 즉시 구급차를 불러야 한다.

진료가 필요할 땐 어디로?

피부나 점막에 나타난 증상, 숨 막힘과 쌕쌕거림이나 휘파람 소리 등 호흡기 증상, 혈압 저하 등 순환기 증상, 복통이나 구토 등 소화기 증상이 나타났다면 긴급한 상황이다. 응급실로 가서 진료를 받자.

병원으로

- ☐ 온몸의 발진, 심한 가려움, 얼굴이나 점막이 부어 있다
- ☐ 강한 복통
- ☐ 구토

구급차를 부른다

- ☐ 얼굴이 창백하다
- ☐ 식은땀을 흘린다
- ☐ 의식이 몽롱하다
- ☐ 숨이 막힌다, 목소리가 갈라진다
  (쌕쌕, 휘파람 소리가 난다)

궁금해요, 선생님!
ER 잡학사전

가려울 때
온찜질이 좋나요, 냉찜질이 좋나요?

두드러기가 나서 심하게 가려울 때 병원에서는 가려움을 완화하는 약을 처방해주지만, 약이 듣지 않을 때도 많습니다. 가려움은 몸이 따뜻할 때 더 심해지는 것이 특징입니다. 목욕, 이불, 음주 등으로 인해 몸이 지나치게 따뜻해지는 것을 피하고, 특히 많이 가려운 부위는 수건으로 싼 보냉제를 대어 차게 하면 좋습니다.

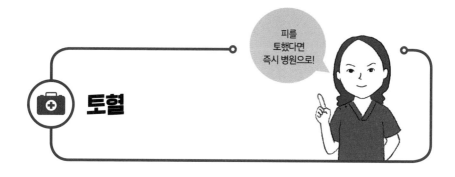

피를 토했다면 즉시 병원으로!

토혈

토사물의 사진을 찍어둔다

'토혈'이란 피를 토하는 것이다. 식도, 위, 샘창자(십이지장)에서 출혈이 일어나는 것인데, 처음에는 빨갛다가 시간이 조금 지나면 검어진다. 토혈을 했을 때는 병원에 가는 것이 원칙이다. 특히 토혈을 반복해서 하거나, 얼굴빛이 안 좋고, 휘청거림, 두근거림(동계) 등의 증상을 동반할 때는 조속히 병원에 가서 위내시경 검사가 필요한지 확인해야 한다.

토혈은 일단 멎었다가 재차 나오기도 한다. 토혈을 했을 때 순간 의식을 잃거나, 경과를 보는 동안 의식이 희미해지고 심장이 멎는 일도 있다. 피를 토했다면 참지 말고 일단 병원에 가자. 여유가 있다면 토사물을 봉투에 넣어 가지고 가거나 사진을 찍어 가면 진단에 도움이 된다.

토한 피의 양으로 응급도를 판단하지는 않는다. 소량이라도 위 속에 대량 출혈이 있을 수 있기 때문에 혈액 그 자체를 토했다면 초긴급 상황이다. 토사물에 혈액이 섞여 있거나 비치는 정도라면 구급차를 부를 필요는 없지만 반드시 병원에 가서 진찰을 받아야 한다.

출혈의 원인에는 여러 가지가 있는데 음주가 잦은 사람, 간경변을 앓고 있는 사람, 진통제를 자주 먹는 사람, 대동맥 질환이 있는 사람은 특히 주의해야 한다. 또 여러 차례 구토를 하는 과정에서 식도에 상처가 나서 토사물의 색이 붉어질 수도 있다. 이때도 병원에서 진찰을 받자.

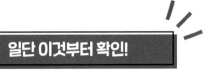

일단 이것부터 확인!

혈액이 섞인 토사물인지, 혈액 그 자체인지를 확인. 혈액 그 자체라면 초긴급 상황이다. 토사물의 사진을 찍어두자.

01 토사물의 상태를 관찰

02 비틀거림 등 빈혈 증상이 있는가

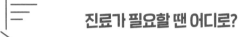

진료가 필요할 땐 어디로?

피를 토했을 때는 양에 관계없이 일단 병원에 가는 것이 원칙이다. 토사물을 봉투에 담아 가지고 가거나 촬영해두자. 소화기내과로 가면 된다.

병원으로

☐ 얼굴빛이 안 좋다
☐ 비틀거린다
☐ 두근거림이 있다

구급차를 부른다

☐ 의식이 희미하다
☐ 혈액을 대량으로 토했다
☐ 토혈을 반복한다

궁금해요, 선생님!

토혈과 객혈은 어떻게 다른가요?

이따금 코피가 났을 때 목구멍 쪽으로 피가 흘러들어 그대로 삼켰다가 피를 토하는 경우가 있습니다. 또 기침을 심하게 한 뒤 가래와 함께 피가 섞여 나오거나, 피를 토하기도 합니다. 이처럼 기관(氣管)이나 허파에서 나온 피일 때 '객혈'이라고 합니다.

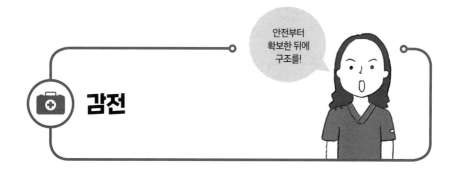

안전부터 확보한 뒤에 구조를!

감전

겉으로 보이는 상처와 중증도는 일치하지 않는다

'감전'이란 몸에 전류가 흘러 피부에 화상을 입히거나 장기 손상을 일으키는 것을 말한다. 가정 내 콘센트에서 누전이 발생하거나 끊어진 전선 등에 접촉했을 때, 떨어지는 벼락을 직접 맞았을 때 감전이 일어난다. 특히 근육·신경·혈관은 전류가 잘 흘러서 손상을 입기 쉽다.

또 전류가 흐르면 열을 발생시켜 '화상'을 일으키기 때문에 대부분 전류의 흐름이 시작된 부위와 끝나는 부위에 화상을 입게 된다. 심장은 근육 덩어리로 이루어져 있어서 감전이 되면 갑자기 멈추거나 부정맥을 일으킨다. 그래서 의식을 잃고 쓰러져 부상을 입는 경우도 많다. 화상의 통증이나 근육 손상에 따른 전신통이 오기도 하고, 혈액 검사에 이상이 발견되거나 혈관에 신경까지 손상되어 갖가지 문제가 발생한다.

감전된 것 같다고 느꼈을 땐 병원에 가서 온몸을 진찰받는 것이 원칙이다. 화상을 입은 부위는 수돗물로 씻으면 좋다. 단, 여유가 없다면 깨끗한 거즈나 손수건 등으로 덮고 병원에 가자. 반응이 없거나 의식이 또렷하지 않다면 즉시 구급차를 부른다.

처치를 할 때는 처치자 자신이 감전되지 않도록 주의해야 한다. 전기의 흐름을 끊기 위해 먼저 전원을 끈다. 두꺼비집을 내리거나 콘센트에서 플러그를 뽑자. 맨손으로 직접 만지지 말고 고무장갑을 끼면 더 안전하다. 예방도 중요하다. 예컨대 물에 젖은 손으로 전기제품을 만지지 않기 등이다.

일단 이것부터 확인!

감전이 되면 의식을 잃고 쓰러지거나, 충격으로 몸이 튕겨 나가면서 부상을 입을 수 있다. 감전된 사람을 맨손으로 만지지 않도록 하자.

01 의식이 있는가

02 쓰러져서 다친 곳은 없는가

03 화상을 입지 않았는가(여유가 있다면 수돗물로 씻는다)

진료가 필요할 땐 어디로?

육안으로는 보이지 않더라도 몸 내부에 큰 부상을 입었을 가능성이 있다. 응급실로 가서 꼭 진료를 받자.

병원으로

☐ 겉보기에 이상이 없더라도 반드시 진찰을 받자

구급차를 부른다

☐ 반응이 없다
☐ 의식이 희미하다

전원 차이로 다치는 정도가 달라지나요?

직류 전원에 닿으면 근육이 순간적으로 수축해서 닿은 직후에 나가떨어지는 일이 많습니다. 그래서 높은 곳에서 떨어지거나 쓰러져서 큰 부상을 입게 되지요. 한편 교류 전원에 닿으면 근육이 반복해서 수축합니다. 그래서 닿은 몸(주로 손)을 떼지 못해 오랜 시간 몸속에 전류가 흘러 몸의 조직이 심하게 손상될 수 있습니다.

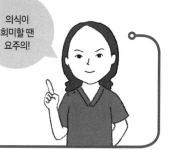

급성 알코올 중독

의식이 희미할 땐 요주의!

돌볼 때는 눕힌 다음 '회복 체위'로

어떤 사람들은 술을 마시고 거나하게 취하면 기분이 좋아지거나, 말이 많아지거나, 비틀비틀 걷는다. 과음을 하면 혈액 속 알코올 농도가 높아져서 다양한 증상이 나타나는데, 구토를 하거나 의식이 희미해지고, 호흡이 얕아진다면 '급성 알코올 중독' 상태에 빠진 것이다.

'취하는' 정도는 술의 종류와 관계없이 체질이나 그날의 몸 상태, 음주 습관, 마신 알코올의 총량, 음주 속도로 결정된다. 단숨에 마시면 혈액 속 알코올 농도가 급속도로 상승해 더 금방 취하게 된다.

만취 상태인 사람이 있을 때는 의식이 있는지를 확인하고, 정상적인 호흡을 하고 있는지 판단한다. 의식이 또렷하지 않거나 호흡이 약하고, 얼굴빛이 좋지 않고, 계속해서 구토를 한다면 병원에서 진찰을 받게 하거나 구급차를 부르자. 의식이 희미한 원인이 다른 병이나 부상에 따른 것일 수도 있어서 주의해야 한다.

또 구토를 하다가 똑바로 누워서 잠들면 질식할 위험이 있기 때문에 몸을 옆으로 눕혀야 한다. 아래쪽 팔은 앞으로 뻗거나, 가볍게 굽힌다. 위쪽 팔은 손등을 위로해서 손을 환자의 뺨 아래에 끼워 넣는다. 몸을 안정시키기 위해 위쪽 다리는 무릎을 직각으로 굽혀 '회복 체위'(73쪽 참조)로 만든다.

또 체온이 내려가기 쉬우므로 몸이 차가워지지 않도록 담요 따위로 보온해주는 것도 중요하다.

진료가 필요할 땐 어디로?

만취해서 뻗었을 때는 누군가가 곁에서 한 번씩 맥과 호흡을 확인해주어야 한다. 불러도 반응이 없을 때는 응급 상황이다. 필요할 때는 응급실로.

병원으로

☐ 얼굴빛이 안 좋다
☐ 여러 차례 구토를 한다

구급차를 부른다

☐ 불러도 반응이 없다
☐ 호흡이 약하고 끊어진다

응급처치

급성 알코올 중독일 때는 체온이 금세 떨어지므로 몸을 보온해주고, 토사물 때문에 질식하는 일이 없도록 대비한다.

✔ 토하려고 하면 몸을 옆으로 돌려 '회복 체위'를 만든다(73쪽 참조).

✔ 몸이 차가워지지 않도록 담요 따위로 보온한다.

궁금해요, 선생님!
ER 답박사전

술은 정도껏 마시라고들 하는데, 그게 얼마만큼인가요?

절제된 적정 음주량(1일)은 술의 종류에 따라 다릅니다. 술을 마셔도 얼굴이 붉어지지 않는 건강한 남성이라면, 맥주 500㎖, 사케 1홉, 소주 2.5잔, 와인글라스 2잔, 위스키 더블 1잔 정도를 기준으로 생각하면 될 것 같아요. 술을 마셨을 때 얼굴이 붉어지는 분이나 여성, 고령자는 이 양의 절반이 적절 음주량이라고 생각하면 됩니다.

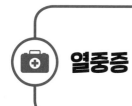
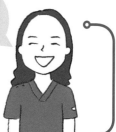

시원한 장소에서
휴식을 취하고,
수분 보충과
냉찜질을!

열중증

아이와 고령자는 더 주의해야

'열중증'이란, 더운 환경에 몸이 잘 적응하지 못해 일어나는 병적 상태를 말한다. 열중증에 걸리면 몸속에서 열의 생산과 발산의 균형이 무너져 체온이 현저하게 상승한다. 기온이 높고, 습하고, 바람이 약한 환경에서는 열중증이 더 쉽게 발생한다. 찜통더위 속에서 운동이나 일을 하다가 몸의 이상을 느꼈다면 열중증일 가능성이 크다. 넘어지거나 몸이 안 좋아서 움직이지 못할 경우 결과적으로 더운 환경에 오래 노출되어 열중증에 걸릴 수 있다.

아이와 고령자, 정신질환이 있는 사람은 자기관리에 취약하기 때문에 주위에서 신경을 써주어야 한다.

열중증의 증상은 현기증·메스꺼움·권태감·멍함 등 다양한데, 의식이 또렷하지 않을 때는 중증으로 구분한다. 열중증이 의심된다면 먼저 시원한 장소에 눕는다. 발한으로 몸의 미네랄 성분이 소모되는 경우가 많기 때문에 염분이 들어간 수분을 섭취해서 몸을 차게 하자. 의식이 또렷하지 않다면 한시라도 빨리 병원에 가서 진찰을 받아야 한다. 또 증상이 약하더라도 호전되지 않을 때는 병원에 가서 진찰받는 것이 바람직하다.

열중증은 상태의 정도와 더불어 회복도로 판단한다. 경증이니 괜찮다고 안심하지 말고 경과를 관찰해 증상이 나아지고 있는지 확인하자. 경과가 좋다고 판단할 수 있어야 비로소 괜찮은 상태라 할 수 있다. 가벼이 넘기지 말고 의사의 진단을 받자.

열중증의 정도

경증(Ⅰ도)	• 어지럼증, 실신 • 기립성 어지럼증	• 쥐가 난다(근육의 경직)
중등증(Ⅱ도)	• 두통 • 메스꺼움	• 권태감 • 멍한 상태(가벼운 의식 장애)
중증(Ⅲ도)	• 의식장애 • 경련 • 손발의 운동장애	• 고체온 • 간기능장애, 신기능장애, 혈액응고장애

진료가 필요할 땐 어디로?

자각하지 못한 사이에 증상이 진행될 수 있다. 시원한 장소로 이동해 수분을 섭취했는데도 회복되지 않을 때는 응급실로 가서 진료를 받는다.

병원으로

☐ 처치해도 나아지지 않고 악화된다면 진찰을 받자

구급차를 부른다

☐ 증상이 심하고 움직이지 못한다
☐ 의식이 또렷하지 않다

왜 고령자는 열중증에 걸리기가 쉬운가요?

고령자가 더운 실내에서 열중증에 걸리는 사례가 많이 보고됩니다. 이것은 노화와 함께 온도 감각이 둔해져 더위나 목마름을 잘 느끼지 못한 채 심한 더위 속에 지내는 경우가 많기 때문입니다. 체온조절 기능도 약해져서 더위에 대응하지 못하고 열이 몸에 쌓이게 됩니다. 또 뇌출혈이나 심근경색 등으로 쓰러져서 걸을 수 없거나, 미끄러져 넘어진 뒤 아파서 움직이지 못할 때, 결과적으로 더운 환경에서 오래 노출되어 열중증에 걸리기도 합니다.

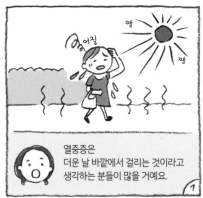

열중증은 더운 날 바깥에서 걸리는 것이라고 생각하는 분들이 많을 거예요.

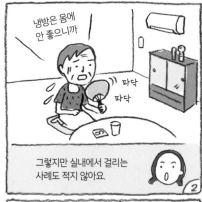

냉방은 몸에 안 좋으니까

그렇지만 실내에서 걸리는 사례도 적지 않아요.

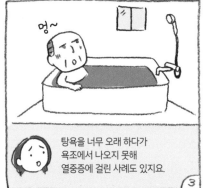

멍~

탕욕을 너무 오래 하다가 욕조에서 나오지 못해 열중증에 걸린 사례도 있지요.

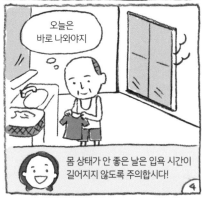

오늘은 바로 나와야지

몸 상태가 안 좋은 날은 입욕 시간이 길어지지 않도록 주의합시다!

궁금해요, 선생님!
ER 잡학사전

왜 아이들은 차 안에서
열중증에 걸리기 쉬운가요?

아이들은 체온조절기능이 미숙해서 몸에 열이 쉽게 쌓입니다. 또 성인보다 몸속 수분량이 많아 바깥 기온의 영향을 쉽게 받기 때문에 체온이 금세 상승합니다. 불볕더위 속, 문이 꽉 닫힌 차 안의 온도는 최고 57℃까지 오르기 때문에, 에어컨이 꺼진 뒤 15분이 지나면 열중증 위험도가 확 높아지니 주의가 필요합니다.

응급처치

샤워나 냉찜질로 몸의 열을 빼내고 수분을 보충하자. 이때 염분이 들어간 음료가 좋다.

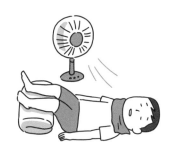

Step 1 시원한 장소에 누워 휴식을 취한다

먼저 옷을 벗기거나 벨트나 넥타이를 하고 있으면 느슨하게 풀어준다. 분무기를 이용해 미지근한 물을 피부에 직접 뿌리고 선풍기를 쏘이거나 부채질을 한다.

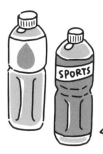

Step 2 염분이 들어간 수분을 섭취한다(경구수액 등)

그냥 물보다 염분을 함유한 수분이 몸에 더 잘 흡수된다. 메스꺼움이나 의식장애가 있을 때는 숨길로 넘어갈 위험성이 있기 때문에 마실 때는 반드시 곁에서 잘 보살핀다.

Step 3 몸을 차게 한다
(얼음베개나 보냉제 등을 활용)

목의 양옆, 겨드랑이 밑, 가랑이 부위 등 굵은 혈관이 있는 부위에 보냉제를 대어주면 정맥으로 흐르는 혈액이 식어 온몸의 체온이 떨어진다.

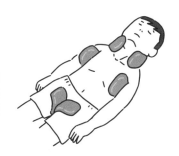

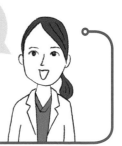

탈의실이나 욕실을 따뜻하게 해서 사고를 예방합시다!

입욕 사고

히트 쇼크에 주의

불의의 사고로 사망하는 사례는 그 원인이 교통사고인 경우가 많은데, 입욕 중 급사나 사고도 최근 몇 년 사이 증가하고 있다. 특히 따뜻한 욕조 물에 장시간 몸을 담그는 습관이 있다면, 입욕 중 사고가 더 많이 생기는 경향이 있다.

입욕 시 사고가 나는 원인 중 하나는 급격한 혈압의 변화다. 따뜻한 실내에서 기온이 낮은 탈의실이나 욕실로 이동하면 혈관이 수축해 혈압이 올라가고, 이후 따뜻한 욕조에 몸을 담그고 있으면 혈관이 한 번에 열려 혈압이 떨어진다. 이때 일시적으로 정신을 잃고 물에 빠지거나, 혈압의 오르내림이 몸에 부담을 주어 '히트 쇼크'라 불리는 상태에 빠져 심근경색이나 뇌졸중을 일으킬 수 있으니 주의해야 한다.

또 식후 곧바로 입욕을 하는 것도 권장하지 않는다. 식사를 한 직후에 탕에 들어가면 소화관으로 가는 혈류가 증가해 입욕 중에 힘이 빠지거나 의식을 잃을 수 있다. 입욕 사고가 발생하기 쉬운 만큼 입욕 전에는 가족에게 미리 알리자.

궁금해요, 선생님! ER 잡학사전

입욕 중에 응급상황이 발생하면
무엇부터 해야 하죠?

가능한 한 물 밖에서 응급처치를 하는 것이 효과적이기 때문에 먼저 욕조의 물을 빼야 합니다. 그래야 구급대원이 도착했을 때 재빨리 처치에 들어갈 수 있습니다. 의식이 있을 때는 가능하면 수건 등으로 보온을 해준 상태에서 따뜻한 곳에서 기다리도록 하세요.

예방법

입욕 사고는 대부분 사전에 대책을 세워 예방할 수 있다. 급격한 온도변화를 막아 사고가 일어나지 않게 하는 것이 중요하다.

- ☐ 탈의실과 욕실을 따뜻하게 해둔다
- ☐ 탕의 온도는 너무 뜨겁지 않게, 또 너무 오랜 시간 머물지 않는다
- ☐ 욕조에서 갑자기 일어서지 않는다
- ☐ 식후 곧바로, 또는 음주 후 입욕을 피한다
- ☐ 입욕 전에는 가족에게 알리고, 가족은 동향을 잘 살핀다

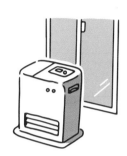

응급처치

욕조 안에 늘어져 있는 사람을 발견하면 욕조의 물을 빼고 도움을 요청한다. 가능하다면 입욕자를 욕조에서 끌어낸다.

의식이 있다	의식이 없다
상황에 맞게 진료를	**구급차를 부른다**
• 다친 곳이 있다면, 깨끗한 거즈나 수건으로 누른다 • 진료가 필요할 때는 응급실로	• 호흡이 없으면 심장 마사지를 한다 (130쪽 참조)

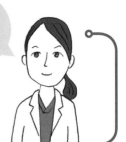

예상치 못한 행동에 대비해 예방에 신경씁시다!

영유아의 낙상 사고

먼저 이름을 불러서 의식을 확인한다

영유아는 몸의 크기에 비해 머리가 무거워서 무게중심이 높다. 그래서 성인보다 넘어질 위험도 대체로 크다. 또 호기심이 강해 어른이 생각하지 못한 행동이나 놀이를 하기도 한다.

실내에서는 소파나 유아용 의자, 아기침대나 계단, 아기 띠 등에서 떨어지는 사고가 빈번하고, 집밖에서는 베란다나 에어컨 실외기, 공원 등의 놀이기구나 자전거 따위에서 떨어지는 사고가 대부분을 차지한다.

이를 예방하려면 영유아의 발달에 맞추어, 뒤집기를 시작하면 소파에서는 재우지 않도록 하고, 아기침대의 난간은 항상 올려둔다. 계단으로 가는 출입문에 아기용 출입구를 설치하는 방법도 효과적이다. 또 베란다에서 난간 위로 넘어가 떨어질 가능성이 있기에 발판이 될 만한 것을 두지 않는 것이 중요하다.

만일 낙상 사고를 당한 아이를 발견하면 먼저 의식을 확인하고, 의식이 없을 때는 즉시 구급차를 부른다.

의식이 있고 큰 문제가 없어 보이면 집에서 신중하게 경과를 지켜본다. 출혈이 있을 때는 환부에 거즈를 대어 압박해 지혈한다. 단, 귀나 코에서 피가 나고 있다면 응급상황이니 구급차를 부르자.

여러 차례 구토를 하거나 두통을 호소하는 경우도 빨리 진찰을 받는 것이 좋다. 아이가 계속해서 잠만 자거나 좋아하는 것에 흥미를 보이지 않고 즐거워하지 않는 등 조금이라도 평소와 다른 모습을 보인다면 의사에게 진찰을 받도록 하자.

진료가 필요할 땐 어디로?

영유아는 자신의 상태를 말로 표현하지 못하기 때문에 낙상 사고 이후에는 주의 깊게 상태를 관찰해야 한다. 평소와 상태가 다를 때는 주저 없이 응급실로 가서 진료를 받자.

병원으로

- ☐ 출혈이 있다
- ☐ 반복해서 구토한다
- ☐ 두통을 호소한다
- ☐ 잠만 자려고 한다
- ☐ 좌우 어느 한쪽 손발을 움직이기 힘들어하는 모습을 보인다

구급차를 부른다

- ☐ 의식이 없다
- ☐ 이름을 불러도 반응이 희미하다
- ☐ 경련이 있다
- ☐ 귀나 코에 출혈이 있다

궁금해요, 선생님! ER 잡학사전

낙상 사고를 막을 방법이 있나요?

우리 응급의는 아이가 다쳐서 찾아온 가족에게 '아이에게서 절대 눈을 떼지 않도록 하세요'라고 말씀드리지는 않습니다. 어른도 사람이기에 온종일 아이만 주시할 수는 없지요. 아이가 시야를 벗어나도 안전한 환경을 만드는 것이 중요합니다. 그리고 다음 또 같은 사고가 일어나지 않게 하려면 어떤 점에 주의해야 할까, 어떤 예방책이 있을까를 함께 고민해주십사 말씀드리고 있어요.

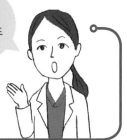

한 번 넘어졌다가 몸져누울 수도 있어요

고령자의 쓰러짐, 낙상

쓰러진 원인도 의사에게 알리자

고령자가 쓰러지거나 낙상 사고를 당하면 골절과 두개내출혈 등 큰 부상이 생길 때가 많다. 한 번의 골절이나 부상 때문에 자리보전을 하게 되거나 돌봄이 필요한 상태에 빠질 수 있다. 회복되기까지 시간이 걸리고, 움직이는 데는 더 오랜 시간이 걸릴 수 있어서 자신감을 잃어버리는 등 생활에 큰 영향을 준다.

쓰러지는 원인에는 나이가 들며 생기는 근력저하나 지병, 가정 내 환경(단차나 난간의 유무) 등이 있는데, 그냥 무언가에 걸려 넘어지거나 실신 또는 마비 증상으로 쓰러진 것이 아닌지 그 원인도 세심하게 파악하는 것이 중요하다.

쓰러지기 쉬운 장소로는 욕실 안이나 계단은 물론 코드나 이부자리 등이 있지만, 아주 작은 단차로도 걸려 넘어질 수 있다. 따라서 난간이나 미끄럼방지 매트를 사용하기, 발밑에는 물건을 두지 않기, 또 발밑까지 잘 보이도록 조명을 밝게 하기 등을 신경 써야 한다.

쓰러져 있는 사람을 발견했을 때, 의식·호흡이 없다면 바로 구급차를 부르자. 의식이 있어도 통증이 심해서 움직이지 못한다면 무리해서 움직이려 하지 말고 안전한 장소에서 구급대원이 오기를 기다린다. 출혈이 있을 때는 깨끗한 수건이나 거즈로 압박하면 좋다.

많이 부어 있다면 수건으로 싼 보냉제로 냉찜질을 한다. 골절이 의심될 때는 환부에 부목을 대고 환부를 고정(44쪽 참조)하는 응급처치를 한 뒤 병원으로 간다.

넘어진 것에 당황해서 통증이 있는데도 호소하지 못하고 참는 경우가 있으니 주의 깊게 관찰하자.

진료가 필요할 땐 어디로?

일단 의식이 있는지 확인하고, 없다면 즉시 구급차를 부른다. 응급실로 가서 진료를 받자.

병원으로

☐ 두통과 메스꺼움을 호소한다
☐ 출혈이 있다

구급차를 부른다

☐ 의식이 없다
☐ 늘어져 있다
☐ 경련이 있다
☐ 통증이 심해서 움직이지 못한다

응급처치

출혈이 있거나 부기가 있을 때는 응급처치가 필요하다. 아파도 참고 있을 수 있으니 부어 있는 부위가 없는지 확인해준다.

✔ 피가 나고 있다면 거즈 등으로 눌러 지혈한다

✔ 심하게 부어 있을 때는 보냉제를 이용해 냉찜질을 한다

궁금해요, 선생님!
ER 랑막사전

언제까지 지켜봐야 하나요?

머리를 부딪혀서 병원에 갔는데 CT 검사 결과 골절이나 출혈이 없었더라도 몇 주 또는 한 달 가까이 지나서 증상이 나타날 수 있습니다. 두통과 메스꺼움, 의식이 희미해지고 움직이지 못하는 증상을 동반하는 '만성 경막밑 혈종'이라는 병도 이렇게 뒤늦게 발견될 수 있어요. 고령자뿐 아니라 혈액의 점성을 떨어뜨리는 약을 복용하는 분, 투석을 받는 분에게도 잘 나타나는 병입니다.

뇌졸중 증상 확인

뇌졸중 증상이 나타나면 지체 없이 병원에 가야 한다. 그래야 치료 방법의 선택지가 많고 그에 따라 예후가 달라진다. 해당하는 증상이 있다면 구급차를 불러 병원으로.

뇌졸중은 조기 발견이 중요!

FAST(패스트)는 '뇌졸중이 의심되면 즉시 병원으로 오세요'라는 바람을 담은 말로, 뇌졸중일 가능성이 높은 초기 증상을 설명하고 있다.

Face = 얼굴 마비

- 웃을 때 얼굴이 한쪽만 처진다
- 입꼬리가 처진다

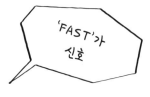

'FAST'가
신호

Arm = 팔 마비

- 양팔을 올리면 한쪽만 떨어진다
- 높이가 유지되지 않는다

Speech = 언어 장애

- 발음이 어눌해진다
- 말을 이해하지 못한다
- 말이 잘 안 나온다

Time = 시간

- 뇌졸중은 조기 발견이 중요, 4.5시간 이내에 치료를!

뇌졸중(뇌경색, 뇌출혈, 거미막밑출혈)이란?

뇌의 혈관에 문제가 생기는 세 가지 질병(뇌혈관장애)의 총칭이다. 뇌의 혈관이 막히는 '뇌경색', 뇌의 혈관이 터지는 '뇌출혈', '거미막밑출혈'이 이에 해당한다.

쇼난 ER이 고안한 증상 확인법

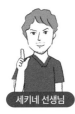

세키네 선생님

> 자각증상이 없을 때도
> 뇌졸중을 알아챌 수 있는
> 확인 방법을 생각했어요!

확인 ①

끈의 한가운데를 잡을 수 있는가

공간 인식 능력에 이상이 생기면 가운데를 잘 잡지
못한다. 시야가 절반 가려져 왼쪽 또는 오른쪽 시야
에 있는 물체가 보이지 않는 상태.

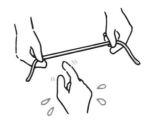

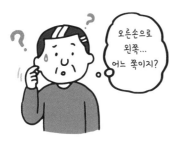

> 오른손으로
> 왼쪽…
> 어느 쪽이지?

확인 ②

'오른손으로 왼쪽 귓불을 만지기'와
같이 말로 하는 지시를 따를 수 있는가

동작을 곁들인 지시라면 흉내 낼 수 있을지도 모
르지만, 말로만 지시했을 때는 좌우를 분간하지
못한다.

확인 ③

가리킨 사물의 이름을 댈 수 있는가

뇌의 언어영역에 손상을 입으면 눈앞에 보이는 흔
한 사물의 이름도 대지 못할 수 있다.

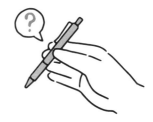

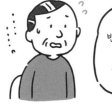

> 반복해서
> 해
> 주세요

확인 ④

어절이 있는 말을 복창할 수 있는가

생각한 것을 말로 옮기는 것은 가능해도, '귤 하나
안 받을래'와 같이 어절이 있는 말을 복창하기는
어려울 수 있다.

생명을 지키는 구급 출동 요청

구급차를 부를 때는 침착하게, 천천히, 정확히 설명을 전달하자. 일각을 다투는 상황에서는 필요한 정보를 단적으로 전달하는 것이 중요하다.

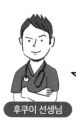

구급차 부르는 법

언제부터
상태가 안 좋았는지
알리세요

후쿠이 선생님

접수 요원이 질문을 통해 필요한 정보를 알아내므로, 걱정할 필요가 없다. 여기에 더해 '언제부터 상태가 안 좋았는지'를 알리면 응급도를 판단하기 수월하다.

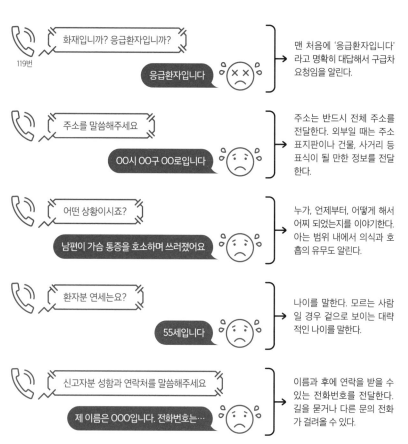

119번

화재입니까? 응급환자입니까?

응급환자입니다

→ 맨 처음에 '응급환자입니다' 라고 명확히 대답해서 구급차 요청임을 알린다.

주소를 말씀해주세요

OO시 OO구 OO로입니다

→ 주소는 반드시 전체 주소를 전달한다. 외부일 때는 주소 표지판이나 건물, 사거리 등 표식이 될 만한 정보를 전달한다.

어떤 상황이시죠?

남편이 가슴 통증을 호소하며 쓰러졌어요

→ 누가, 언제부터, 어떻게 해서 어찌 되었는지를 이야기한다. 아는 범위 내에서 의식과 호흡의 유무도 알린다.

환자분 연세는요?

55세입니다

→ 나이를 말한다. 모르는 사람일 경우 겉으로 보이는 대략적인 나이를 말한다.

신고자분 성함과 연락처를 말씀해주세요

제 이름은 OOO입니다. 전화번호는…

→ 이름과 후에 연락을 받을 수 있는 전화번호를 전달한다. 길을 묻거나 다른 문의 전화가 걸려올 수 있다.

긴급한 상황일수록 냉정해지기 위해서는

눈앞에 있는 사람이 쓰러지거나 자신의 상태가 갑자기 나빠지면 깜짝 놀라서 어쩌지 못하는 것도 이해는 간다. 하지만 침착하고 냉정하게 행동을 하는 것이 생명을 구하는 것으로 이어지기 때문에 심호흡을 하고 냉정하게!

핵심

1 고민될 때는

구급차를 불러야 할지 망설여질 때는 즉시 119를 누른다. 신고를 처음 해본다면 긴장이 되겠지만, 일단 전화를 걸면 나머지는 접수 요원이 안내해주는 대로 따르면 되니 안심하기 바란다. 긴급 시에 당황하지 않도록 평소 98쪽의 '구급차 부르는 법'을 잘 익혀두기 바란다.

핵심

2 스마트폰은 스피커폰 모드로

심폐소생술이 필요하든 아니든 환자 가까이에서 떨어지지 않는 것이 중요하다. 119에 전화를 걸 때도 고정전화보다는 스마트폰으로 거는 것이 편리하다. 스마트폰을 스피커 모드로 전환해 바닥에 놓고 접수 요원의 지시를 듣자. 안내에 따라 심폐소생술을 실시할 수 있으므로 생명을 구할 가능성이 높아진다.

기억해두어야 할 것

길거리에 생면부지의 사람이 쓰러져 있는 것을 발견해 신고할 때도 여건이 된다면 구급대원이 도착할 때까지 옆을 떠나지 말자.

이송한 병원에서 원활하게 치료하려면

핵심 1 먹던 약(또는 복약 수첩)을 챙긴다

병원에 갈 때 지병이 있을 경우에는 복용하는 약을 확인할 수 있도록 복용 중인 약을 들고 가자. 복약 수첩이 있다면 복약 수첩을 챙겨 가자.

지참해야 할 것

• 평소 먹는 약
(또는 복약 수첩)

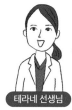

테라네 선생님

복약 수첩은 복사본도 괜찮아요!

핵심 2 환자의 평소 생활을 잘 파악하고 있는 사람이 동행

여럿이 있을 때는 환자의 상태가 나빠진 과정이나 평소 건강 상태를 아는 사람이 동행하는 것이 좋다. 평소 몸 상태를 알고 있는 사람이라면 어떤 상황에서 상태가 악화되었는지를 확인하기 쉬워 병상을 판단하는 데 도움이 된다.

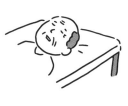
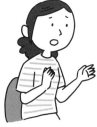
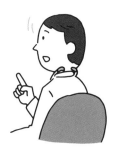

생활 속 사고 응급처치

병원에 가자니 망설여지고 그냥 두자니 그것도 걱정… 이런 증상을 중심으로 대처법을 모았다. 처치하는 방법을 알아두어 악화하는 것을 막자.

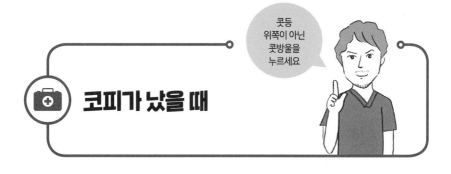

콧등
위쪽이 아닌
콧방울을
누르세요

코피가 났을 때

출혈은 보통 콧구멍에 가까운 부위에서 일어난다

콧구멍은 작지만 그 속에는 목구멍까지 이어지는 동굴과 같은 공간이 있다. 코피는 이 동굴의 어딘가에서 생기는 출혈이다. 출혈이 가장 잘 생기는 부위는 콧구멍에 가까운 부위다. 그래서 콧방울 중에서도 가장 튀어나온 부위를 누르면 대부분 코피가 멎는다.

출혈량이 많으면 목구멍으로 피가 흘러 들어갈 수 있기 때문에 고개를 숙인 자세로 누른다. 피가 목구멍으로 넘어갔다면 입으로 토해내도록 하자. 피를 삼키면 속이 불편해질 수 있으니 주의해야 한다.

콧방울을 30분 동안 눌러서 지혈했는데도 멎지 않을 때는 코 깊숙한 곳에서 출혈이 일어났을 가능성이 있다. 병원에 가서 진찰을 받도록 하자.

또 코 깊은 곳에 차 있던 혈액이 간처럼 덩어리져서 나올 때가 있다. 이것은 혈액이 잘 뭉치려 했다는 증거다. 코나 입으로 덩어리를 잘 빼낸 뒤 계속해서 압박해 지혈을 하자.

코를 잘 파는 아이들이나 점막이 건조한 겨울철에는 코피가 더 잘 난다. 그때마다 지혈만 제대로 한다면 크게 걱정하지 않아도 된다. 하지만 적절히 처치했는데도 피가 멈추지 않거나 출혈이 빈번하게 일어난다면 다른 병이 있는지 알아보기 위해 혈액검사를 하기도 한다.

지혈이 잘 되었다면 다시 코피가 나는 것을 예방하기 위해 며칠간은 과격한 운동이나 음주, 입욕은 피하는 것이 좋다.

진료가 필요할 땐 어디로?

30분이 지나도 출혈이 멎지 않을 때는 코 깊은 곳에서 발생한 출혈일 수 있다. 이때는 치료가 필요하기 때문에 이비인후과에 가서 진찰을 받자.

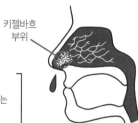

키젤바흐
부위

☐ 30분간 콧방울을 꽉 눌러도 지혈이 되지 않을 때
☐ 기립성 어지럼증이나 비틀거림이 있을 때

출혈이 일어나기 쉬운 부위는

출혈이 잘 일어나는 부위는 코의 입구에서 1~1.5cm 떨어진 곳에 있는 '키젤바흐 부위'다. 이곳에는 코점막의 혈관이 집중되어 있다.

생활 속 사고

응급처치

✔ 엄지와 검지로 콧방울을 꽉 잡고 고개를 숙인다

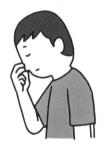

출혈은 대부분 콧구멍 입구 가까이에서 생기기 때문에 콧방울을 손가락으로 꽉 잡는다. 이때 코뼈 위쪽을 잡는 것은 옳지 않다. 혈액을 삼키지 않도록 고개를 숙이고, 목구멍 쪽으로 넘어갔을 때는 뱉어낸다.

궁금해요, 선생님!
ER 잡학사전

코피가 나면 휴지로 막아야 하나요?

코피가 났을 때 휴지로 콧구멍을 막는 사람이 많습니다. 코피는 자연히 멎는 경우도 있어, 휴지를 채워 멈추기를 기다리는 것도 잘못되었다고 볼 수는 없어요. 하지만 휴지가 들어 있으면 출혈이 생긴 부위를 정확히 누르기가 어려울 수 있습니다. 또 아무렇게나 휴지를 넣다가 휴지 자체가 점막을 손상시킬 수도 있으니 주의합시다.

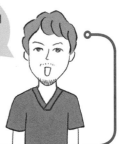

병원에 가기 전에
흐르는 물로
눈을 씻으세요

눈에 이물질이 들어갔을 때

안약부터 넣으려 하지 말고 수돗물로 깨끗하게 씻는다

먼지, 벌레, 속눈썹 따위가 눈 속으로 들어갈 때가 있다. 안구는 그 이름대로 구형인데, 눈꺼풀로 덮여 있는 안구의 앞부분이 몸 밖과 통해 있어 이 부분으로 이물질이 들어가서 통증과 이물감의 원인이 된다.

무엇이 들어갔는지에 따라 눈의 손상 정도가 다르지만, 그게 무엇이든 일단은 흐르는 물로 꼼꼼하게 씻어야 한다. 대량의 물을 흘려서 씻겨 내려가게 하면 좋다. 안약을 한 방울씩 떨어뜨릴 것이 아니라 수돗물로 시원하게 씻어낸다. 콘택트렌즈가 검은자위에서 벗어나 빠지지 않을 때도 수분을 충분히 넣어주면 잘 빠진다.

그리고 위험한 물질이 들어갔을 때나 시야장애(잘 보이지 않을 때), 통증이 있을 때는 병원에 가서 진찰을 받는다. 눈에 위험한 물질이란 산성·알칼리성 화학제품으로, 우리 가까이에서 볼 수 있는 것에는 세제나 시멘트 등이 있다. 들어간 물질의 성분을 모를 때는 병원에 직접 가지고 가자.

병원에서는 어떤 처치를 해주나요?

눈에 이물질이 들어갔을 때 병원에서 해주는 치료도 역시 세정입니다. 특히 알칼리성 화학물질이 들어갔을 때는 눈의 손상이 서서히 진행될 수 있기 때문에, 장시간에 걸쳐 물을 다량 흘려 씻어냅니다.

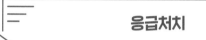

진료가 필요할 땐 어디로?

세제나 시멘트 등 산성이나 알칼리성 화학약품이 눈에 들어갔을 때는 병원에 가야 한다. 약제 성분을 모를 때는 실물을 가지고 안과로 가면 된다.

- ☐ 산성이나 알칼리성 물질이 들어갔을 때
- ☐ 시력 장애(잘 안 보임)가 있을 때
- ☐ 눈의 통증이 지속될 때

응급처치

수돗물을 충분히 흘려 이물질을 씻어낸다. 아이라서 씻어내기 어려울 때는 수압이 낮은 샤워기를 활용하면 좋다.

얼굴을 물에 담그고
여러 차례 깜박인다

물을 흘려 넣기 어려울 때는 세수를 하듯 얼굴을 물에 담그고 여러 차례 눈을 깜박인다.

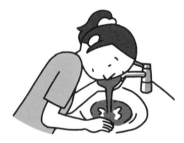

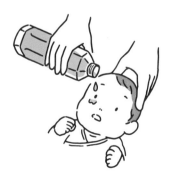

아이는
샤워기나 페트병 물을
이용한다

물에 얼굴을 담그고 씻어내는 것이 어려울 때는 수압이 낮은 샤워기나 페트병에 담긴 물을 천천히 부드럽게 부어준다.

생 활 속 사 고

Chapter 3   생활 속 사고 응급처치

105

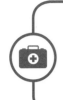

고막이
손상되었을 때

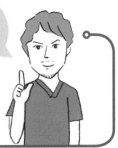

손상된 이후에는 물이 들어가지 않도록 주의하세요

자연히 나을 때가 많지만 이비인후과 진료를 권장

귀이개나 면봉으로 귀 청소를 하다가 잘못해서 깊이 들어가 고막이나 바깥귀길(귀의 터널)에 상처를 낼 때가 있다. 또 손바닥으로 뺨을 맞거나 귓가에서 큰 소리가 났을 때, 그리고 풍압으로도 고막이 손상될 수 있다. 증상으로는 귀의 통증과 출혈이 많으며, 난청이나 어지럼증이 생기기도 한다.

손상된 고막은 대부분 자연히 낫는다. 그렇지만 고막의 안쪽이 손상되지 않았는지, 난청이 생기지 않았는지, 귓속에 피가 차 있지 않은지 등 진단이 필요하다. 이비인후과로 가자. 고막이 손상되면 세균 감염이 일어날 수 있으므로 목욕할 때 물이 들어가지 않도록 주의해야 한다.

다른 사람의 귀를 청소해줄 때는 가늠하기가 어려운데, 귀 안쪽에 있는 귀지는 자연히 바깥으로 이동한다. 따라서 귀이개는 귓구멍 입구에서 1cm 정도까지만 들어가게 한다. 깊숙이 넣어서는 안 되며 특히 면봉은 깊이 들어가기 쉬우니 주의하자.

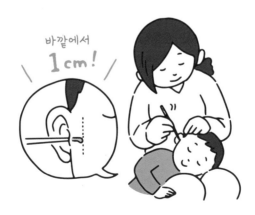

바깥에서
1cm!

진료가 필요할 땐 어디로?

귀가 조금 아프더라도 어지러운 증상이 없다면 응급상황은 아니다. 하지만 조금이라도 신경 쓰이는 증상이 있다면 이비인후과로 가자.

☐ 귀가 아프고, 피가 나고,
　 잘 안 들리고, 어지러운 증상이 있다

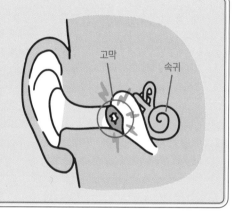

고막이 찢어지면…

고막이 찢어지면 소리를 전달하는 기능을 못해서 귀가 잘 안 들린다. 고막보다 더 안쪽에는 청각과 평형감각을 관장하는 '속귀'라는 장기가 있는데, 속귀에 강한 충격이 가해지면 어지럼증을 일으킬 수 있다.

고막　　속귀

병원에는 꼭 가봐야 하나요?

고막에는 소리를 전달하는 데 필요한 작은 뼈가 세 개 붙어 있습니다. 이를 귓속뼈라고 하는데요, 고막 자체의 상처는 자연히 낫는 경우가 많지만 귓속뼈가 손상되면 난청이 회복되지 않는 일도 있습니다. 따라서 이비인후과에서 귀 안쪽을 진찰받는 것이 좋습니다.

다리에 쥐가 났을 때

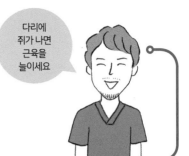

다리에
쥐가 나면
근육을
늘이세요

근육 마사지나 스트레칭으로 예방

다리에 쥐가 나는 것은 자기 의사와 상관없이 다리 근육이 몇 초에서 몇 분 정도 강하게 수축해 통증을 일으키는 것이다. 몸속에 미네랄이 부족하거나 임신했을 때 쥐가 잘 나기는 하지만, 대부분은 특별한 원인 없이 일어난다. 쥐가 났을 때 해소하려면 수축해 있는 근육을 당겨서 늘여야 한다. 혼자 힘으로 늘이기가 힘들 때는 발바닥을 지면에 붙이고 몸을 앞으로 기울여 타동적으로 쥐가 난 장딴지 근육을 늘이면 효과적이다. 그 밖에 쥐가 난 다리에 샤워기로 온수를 뿌리거나 다리를 따뜻한 물에 담그는 방법으로 증상을 완화시킬 수 있다.

몸의 다른 부분은 전혀 이상이 없고 다리에 쥐만 났다면 원인을 찾으려 할 필요는 없다. 다른 몸 상태도 안 좋거나 만성적으로(몇 주 이상) 다리에 쥐가 반복해서 난다면 다른 병 때문일 수도 있으니 병원에서 상담을 받아보도록 하자.

예방을 위해서는 균형 잡힌 식사와 취침 전 스트레칭을 권장한다.

자다가 쥐가 나면 어떻게 해야 하나요?

자다가 다리에 쥐가 나면 단순히 아플 뿐 아니라 놀라고 무서워질 거예요. 다리에 쥐가 난 상태에서 이것저것 대처하기는 쉽지 않을 테니 일단 '쥐가 난 근육을 잡아 늘이는 것'에 집중하세요.

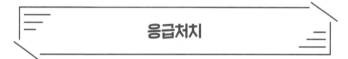

진료가 필요할 땐 어디로?

일시적으로 쥐가 난 것은 크게 걱정할 필요가 없다. 그렇지만 되풀이된다면 드러나지 않은 다른 병이 있을 수 있다. 진찰이 필요할 때는 내과로.

☐ 다리에 쥐가 나는 것 외에 몸 상태가 좋 지 않다

☐ 몇 주 이상 반복해서 다리에 쥐가 난다

응급처치

쥐가 난 다리의 힘만으로 근육을 늘이기 어려울 때는 아래와 같은 방법으로 다리를 이완시키자.

✔ 수축해 있는 근육을 잡아 늘인다

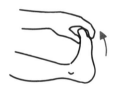

발끝을 몸쪽으로 잡아당겨 아킬레스건을 늘인다.

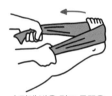

수건에 발을 걸고 몸쪽을 향해 잡아당긴다.

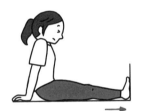

벽에 발바닥을 꽉 누르면서 천 천히 늘인다.

예방법

평소 다리 전체의 근육을 늘이는 운동을 하면 효과가 있다. 손을 벽에 짚고 한쪽 다리를 앞으로, 다른 쪽 다리는 뒤로 한다. 발꿈치를 바닥에 대면 스트레칭 효과가 올라간다.

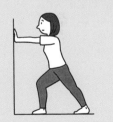

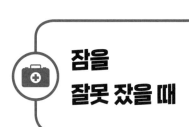

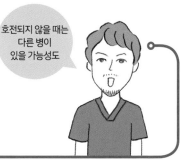

호전되지 않을 때는 다른 병이 있을 가능성도

잠을 잘못 잤을 때

무리하게 움직이지 말고 통증이 줄어들기를 기다린다

잠에서 깼을 때 목 주위에 통증이 느껴질 때가 있다. 목을 움직였을 때 좀 아픈 정도로 가벼운 증상일 때도 있지만, 목을 움직일 수 없을 만큼 심한 통증이 나타나기도 한다.

원인에 대해서는 여러 가지 의견이 있는데, 잠을 자는 동안의 자세나 전날의 운동으로 근육의 혈류가 나빠져서 염증이 생긴 것이라고 알려져 있다. 스마트폰 조작이나 컴퓨터 작업 등 한 자세로 장시간 있게 되면, 목 근육에 부담을 주게 되는데 그것이 통증의 원인일 수도 있다.

본래 인간은 몸 어딘가에 부담을 느끼면 잠을 자는 동안에도 자연스레 자세를 바꾸게 되어 있다. 그런데 음주 후 등 평소와 다른 상태로 잠이 들면 자세를 잘 바꾸지 못해 몸에 통증을 일으키는 경우가 많다고 한다.

잠을 잘못 자도 보통 몇 시간에서 며칠이면 증상이 나아진다. 증상이 점점 악화하거나 며칠이 지나도 호전될 기미가 보이지 않을 때는 병원에 가서 다른 병이 없는지 확인하자.

강한 통증이 느껴질 때는 근육에 염증이 생긴 것이다. 보냉제로 냉찜질을 해보자. 직접 피부에 닿지 않도록 수건으로 싸서 대면 된다. 장시간 식히면 혈류가 나빠져서 다친 근육의 회복이 늦어지니 짧은 시간 내에 마치자.

염증이 생긴 상태의 근육은 열이 나고 있기 때문에 따뜻하게 하는 것은 역효과. 오히려 염증이 더 심해질 우려가 있다.

진료가 필요할 땐 어디로?

대부분 몇 시간에서 며칠이면 호전이 되지만 손발 저림을 동반하거나 손발을 움직이는 데 어려움이 있을 때는 빨리 정형외과로 가자.

☐ 목의 통증 외에 손발 저림과 손발의 움 직임이 둔해지는 증상이 있다.

☐ 며칠이 지나도 증상이 나아지지 않는다
☐ 증상이 악화되는 경향을 보인다

응급처치

근육이 염증을 일으키고 있는 상태라 일단 식혀야 한다. 무리해서 움직이려고 하지 말자.

✔ 통증이 심할 때는 냉찜질을 한다

보냉제를 수건으로 싸서 목에 대고 식힌다. 너무 오래 대고 있으면 혈류가 나빠져서 회복이 늦어진다. 따라서 단시간에 마무리하자.

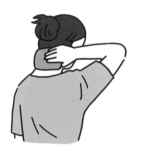

목 스트레칭이 효과가 있나요?

근육을 다쳤을 때 스트레칭은 통증을 느끼지 못할 정도로 부드럽게 하는 것이 중요합니다. 통증을 참고 무리한 스트레칭을 했다가는 근육의 염증을 악화시킬 수 있어요. 특히 이제 막 생긴 급성 동통은 마사지나 재활보다도 안정을 우선으로 해야 합니다. 그래야 증상이 오래가는 것을 막을 수 있어요.

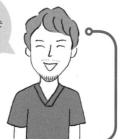

절대 안정보다 통증이 허용하는 범위에서 활동을!

허리를 삐끗했을 때

가만히 있어도 통증이 심하다면 병원으로

무거운 물건을 들어 올리거나 허리를 비트는 동작을 하다가 갑자기 허리를 삐끗해서 극심한 요통이 생길 때가 있다. 누워서 안정을 취하고 있을 때는 통증을 못 느끼다가 몸을 움직이려고 하면 통증이 나타나는 것이 특징이다. 나이와 상관없이 생기며 힘쓰는 일을 하는 젊은이들에게도 자주 발생한다.

허리를 삐끗하면 허리 보호대를 착용하거나 진통제를 먹고 자연히 낫기를 기다린다. 허리 통증뿐 아니라 다리에까지 저림이나 통증이 나타나고, 힘이 안 들어가는 신경 증상을 동반하는 경우라면 허리를 삐끗한 것이 아니라 요통을 일으키는 다른 병일 수 있다.

또 혈관의 병이나 감염증을 통해서도 요통이 생길 수 있다. 따라서 아무것도 하지 않고 가만히 있다가 갑자기 요통이 생겼다거나 발열 등 요통 이외의 증상이 있을 때는 정형외과적 질환 이외에도 폭넓게 원인을 찾아야 한다. 예컨대, 요통이 심하지는 않더라도 1개월 이상 호전되지 않을 경우 다른 병일 가능성이 있으니 의사와 상담하기 바란다.

얼마나 오래 안정을 취해야 하나요?

급성 요통이라도 되도록 평소대로 생활을 유지하는 것이 좋습니다. 그래야 통증에서 빠르게 회복되어 일을 쉬는 기간을 단축할 수 있고 재발도 줄일 수 있다고 합니다. 통증이 너무 심해서 안정이 필요하더라도 2일 이내로 할 것을 권장합니다.

진료가 필요할 땐 어디로?

신경이나 혈관 질환으로도 요통이 생길 수 있다. 다른 증상도 관찰해보고 신경이 쓰인다면 진찰을 받자. 정형외과로 가면 된다.

- ☐ 잠을 자고 있을 때 등 안정 시에도 통증이 심하다
- ☐ 나이가 20세 미만이거나 55세 이상이다
- ☐ 가슴과 배에도 통증이 있다
- ☐ 지병으로 악성종양이 있다
- ☐ 발열이 있다
- ☐ 다리 저림과 어눌한 움직임을 동반한다
- ☐ 이유 없이 체중이 줄었다

허리를 지키는 일상 속 동작

✔ 물체를 들 때는 등이나 허리를 구부리지 않는다

무릎을 굽힐 때 몸통을 통나무처럼 곧게 펴고 상반신이 구부정해지지 않게 의식한다. 무거운 것을 들어 올릴 때는 무릎을 굽혀서 물건을 집는 것이 좋다.

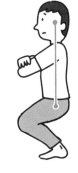

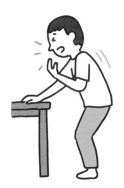

✔ 기침을 할 때는 손을 짚어 충격을 줄인다

기침이나 재채기를 하다가 허리를 다치는 사례가 의외로 많다. 허리에 힘이 들어가려 할 때 한손을 어딘가에 짚어 허리로 가는 충격을 줄인다.

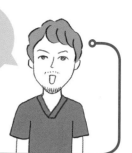

바세린으로
마사지를

손가락이
접착제로 들러붙었을 때

바세린이나 따뜻한 물로 조금씩 떼어낸다

접착제를 사용하다가 잘못해서 손가락끼리 들러붙는 경우가 있다. 또 눈꺼풀에 묻어서 눈이 떠지지 않는 경우도 있다.

힘으로 무리하게 떼어내려 하면 피부가 벗겨질 수 있고, 커터 칼을 쓰면 다칠 수 있다. 전용 지움액도 판매되고 있지만 집에 상비되어 있는 경우는 많지 않을 것이다.

달라붙은 손가락에 바세린을 발라 마사지하면 조금씩 떨어진다. 바세린이 없다면 40℃ 정도의 물에 담가 마사지를 하자. 시간은 걸리지만 통증 없이 떼어낼 수 있다.

무리해서 떼어내다가 피부에 상처가 나서 피가 날 때는 잘 씻고 바세린을 바른 뒤 반창고로 보호하자. 일주일 정도면 낫는다. 달라붙은 부위가 떨어졌다면 남아 있는 접착제는 며칠이면 자연히 떨어진다. 무리해서 벗겨내려고 하지 않아도 된다.

진료가 필요할 땐 어디로?

피부에 상처가 났다면 병원으로 가자. 피부과로 가면 된다.

☐ 바세린이나 따뜻한 물로 마사지를 해도 떼어지지 않는다

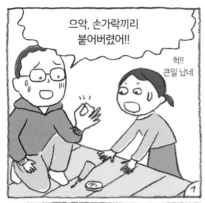

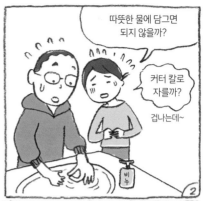

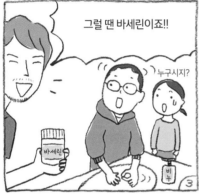

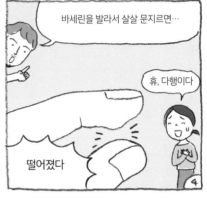

바세린의 효과가 궁금해요!

바세린이란 석유를 정제한 보습제로, 피부 표면에 바르면 유막이 형성되어 피부의 건조를 막아줍니다. 기저귀 짓무름 예방용으로도 많이 사용한답니다. 다쳐서 까졌을 때도 상처가 마르지 않도록 습한 상태로 유지해야 깨끗하게 낫는다는 '습윤 요법'이 잘 알려져 있지요. 습윤 요법의 일환으로 상처 부위를 잘 씻은 다음 바세린을 듬뿍 발라서 처치하기도 합니다.

딸꾹질이 멈추지 않을 때

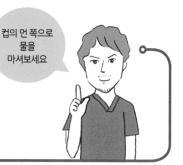

컵의 먼 쪽으로 물을 마셔보세요

딸꾹질은 가로막의 경련

가슴과 배 사이에는 '가로막'이라고 하는 근육막이 있다. 딸꾹질은 이 가로막의 경련으로 나타나는 증상으로, 몇 분 지속되다가 자연히 멎는 경우가 많다. 하지만 때로는 장시간 이어지기도 한다.

딸꾹질이 48시간 이상 지속될 때는 다른 병이 있거나 약의 부작용일 수 있다. 딸꾹질은 대부분 원인을 모르지만 술을 마시거나 뜨거운 것, 자극적인 것을 먹었을 때도 나타날 수 있다.

보통 병원에서는 딸꾹질을 멈추는 작용이 있는 약을 처방해준다. 그런데 우리가 할 수 있는 의외로 간단한 방법이 있다. 컵에 물을 따라 마실 때, 평소와 반대로 컵의 먼 쪽으로 물을 들이마시듯 마시는 것이다. 이 동작은 가로막을 움직이는 과민해진 신경의 작용을 느슨하게 해주어, 딸꾹질이 멎게 하는 효과가 있다고 알려져 있다. 성공률이 높은 방법이니 꼭 시도해보기 바란다.

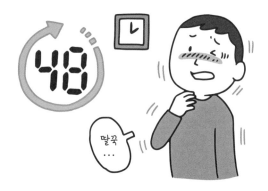

진료가 필요할 땐 어디로?

48시간 이상 딸꾹질이 지속될 때는 소화기나 뇌, 호흡기 질환일 가능성이 있다. 일상생활에 지장을 주지 않도록 내과로 가서 진찰을 받자.

- ☐ 48시간 이상 지속되어 일상생활에 지장이 있다
- ☐ 복통이나 발열 등 다른 증상이 함께 나타난다

응급처치

특이한 방법으로 물을 마시게 한다. 이 방법을 쓰면 가로막을 움직이는 신경의 작용이 느슨해져 대부분 딸꾹질이 멎는다.

✔ 몸을 앞으로 숙이고 컵의 먼 쪽 모서리로 물을 마신다

 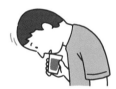 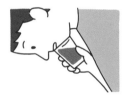

딸꾹질을 멈추기 위해 응급 외래에서는, 컵에 있는 물을 평소에 마시던 반대쪽 모서리로 마시게 하는 방법을 제일 많이 쓴다. 고개를 숙이고 들이쉬듯 마신다.

궁금해요, 선생님! ER 답답사전

딸꾹질을 100번 하면
죽는다는데 사실인가요?

예로부터 '딸꾹질을 100번 하면 죽는다'는 미신이 있습니다. 의학적으로는 거짓입니다. 딸꾹질을 아무리 많이 해도 죽는 일은 생기지 않아요. 단, 딸꾹질이 장시간(48시간 이상) 지속될 때는 다른 병이 있다는 신호일 수 있습니다. 적어도 딸꾹질 횟수를 열심히 셀 필요는 없다는 말씀!

아기가 울음을
그치지 않을 때

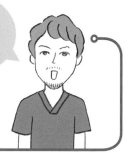

냉정하게
아기를
관찰하세요

비닐봉지를 바스락거려 울음을 그치게 한다

아기는 울기 마련이다. 아기가 우는 것은 아기에게 문제가 있어서도, 가족에게 문제가 있어서도 아니다. 그러나 울음을 그치지 않는 아기 중 5%는 중증질환이 있을 수 있다는 보고가 있다. 평소와 다른 부분은 없는지, 다쳤을 가능성은 없는지, 백신을 맞은 다음인지 등 원인을 찾아내려면 탐정처럼 정보를 수집하는 것이 중요하다.

끊임없이 우는 아이를 앞에 두고 있으면 당황하게 되는데, 심호흡을 하고 냉정하게 아기를 관찰하자. 한번 옷을 벗겨서 몸을 샅샅이 살피는 것도 좋은 방법이다. 그래도 우는 이유를 찾지 못했을 때는 혼자 전전긍긍하지 말고 병원에 가서 진찰을 받아본다.

아기의 울음을 그치게 하려면 119쪽에서 소개하는 '5S' 외에 비닐봉지를 구겨 아기의 귀에 대고 바스락 소리를 내는 방법과 청소기 소리를 들려주는 방법이 있다. 신기하게도 울음을 그칠 때가 많다.

응급실에서도 그치지 않을 땐
어떻게 하나요?

아기가 울음을 그치지 않는다며 응급실로 찾아오는 분이 계세요. 이때 자초지종을 듣고, 몸을 구석구석 진찰합니다. 병력을 알고 온몸을 진찰해 원인을 발견하는 비율이 66%라는 보고가 있습니다. 그래도 원인을 찾지 못해서 진찰 후에도 울음을 그치지 않을 때는 소변 검사 등을 실시하게 됩니다.

진료가 필요할 땐 어디로?

자지러지게 울거나 가냘프게 우는 울음 등 보호자가 '평소 울음과 다르다'고 느꼈다면 소아과로 가서 상담을 하자.

☐ 평소 울음과 다르다

아기의 울음을 그치게 하는 '5S'

예부터 전해 내려온 아기 울음을 그치게 하는 요령으로 '5S'가 유명하다. 포대기에 싸기 (swaddling), 옆으로 눕히기(side/stomach positioning), 쉬잇 하기(shushing), 그네 태우듯 살살 흔들기(swinging), 공갈 젖꼭지 물리기(sucking)인데, 최근에는 스마트폰에도 아기 울음을 그치게 하는 앱이 여러 가지 있다. 앱을 통해 비닐봉지가 바스락하는 소리 등을 들려줄 수 있다.

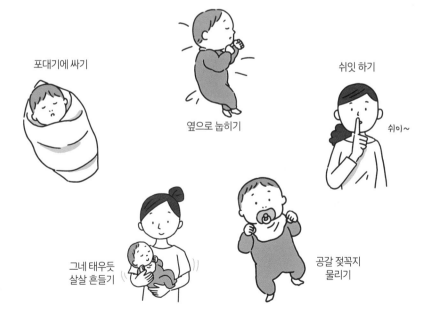

포대기에 싸기

옆으로 눕히기

쉬잇 하기

쉬이~

그네 태우듯 살살 흔들기

공갈 젖꼭지 물리기

생활 속 사고

신발에 닿아 까졌을 때

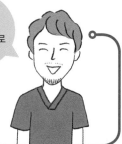

신발에 발이 쓸리지 않게 보습과 쿠션으로 예방을

청결을 유지하는 것도 악화시키지 않는 요령

발의 피부가 신발에 쓸리면 상처가 나게 된다. 신발 크기나 모양이 발에 맞지 않을 때 잘 생기며 새로 산 신발은 길이 들지 않아 딱딱하기 때문에 특히 더 잘 생긴다.

예방하려면 새 신발을 신고 오래 걷지 않는 것이 중요하다. 신발과 발이 스치는 것을 피하기 위해 신발에 닿는 뒤축 부분의 피부에 보습제를 발라두면 좋다. 또 쿠션 역할을 하는 양말을 신거나 반창고를 붙이는 것도 효과가 있다. 신었을 때 통증이 느껴지면 아픈 부분에 자극이 가지 않도록 다른 신발로 갈아 신어 적절히 대응해야 한다.

발이 신발에 닿아 껍질이 일어나면 무리해서 벗겨내지 말고 매일 씻어 청결을 유지하는 것이 중요하다. 피가 났을 때도 소독약부터 찾지 말고 물로 깨끗하게 씻는다. 그리고 반창고도 잘 갈아주자. 고름이 생겼을 때는 피부과로 가서 치료를 받아야 한다.

물집을 터뜨려도 되나요?

신발에 쓸리거나 화상으로 물집이 생기면 터뜨려야 하나 고민하게 되지요? 기본적으로 물집은 터뜨리지 말고 낫기를 기다리는 것이 좋습니다. 보습을 해주고 수포를 감쌀 수 있는 큰 반창고를 붙이면 좋아요. 물집이 터졌을 때는 그 부위의 피부를 떼어내지 말고 매일 피부를 깨끗하게 씻도록 합시다.

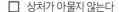

진료가 필요할 땐 어디로?

오래도록 상처가 아물지 않으면 약을 먹어야 할 수 있으므로 병원에 가자. 피부과에 가서 진찰을 받으면 된다.

☐ 상처가 아물지 않는다　　　　　　☐ 상처가 붉게 부어오르고 열감이 있다

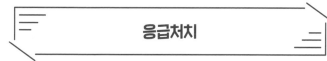

응급처치

새로 산 신발을 신을 때는 반창고를 미리 준비하면 좋다.

Step 1 예방 & 아파지면 곧바로 보호

새 신발을 신을 때 발이 쓸리지 않게 예방하기 위해서는 미리 발뒤축에 반창고를 붙여두면 좋다. 밖에 있을 때 신발에 쓸려 아파 오기 시작하면 곧바로 반창고를 붙여 악화를 막자.

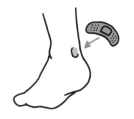

Step 2 피부가 벗겨지면 상처 부위가 넓어지지 않도록 막는다

피부가 벗겨지면 반창고가 잘 떨어지니 그 위에 의료용 테이프를 덧댄다. 또는 큰 반창고에 가위집을 넣어 붙인다(아래 참조).

발뒤축에 붙일 때는 큼직한 반창고에 가위집을

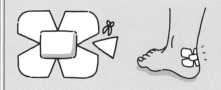

반창고가 떨어지기 쉬운 발뒤축에는 네모난 큰 반창고의 네 변을 삼각형으로 잘라내고 붙인다. 걸을 때 떨어질 가능성이 줄어든다.

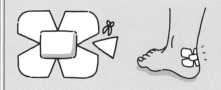생활 속 사고

심하게 탔을 때

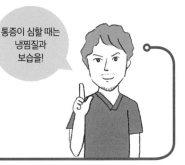

통증이 심할 때는 냉찜질과 보습을!

햇볕에 타는 것은 자외선에 의한 화상, 예방이 중요!

햇볕에 피부가 타는 것은 자외선이 일으키는 화상이다. 따끔거리는 통증에 그치는 경우도 있지만 피부가 짓무르거나 물집이 생기기도 한다.

예방이 중요한데, 자외선 차단제를 바르거나 옷을 걸쳐 피부에 자외선이 직접 닿는 것을 피한다. 자외선 차단제는 골고루 바르는 것이 중요하다. 2~3시간 간격으로 발라주면 좋다.

만일 통증을 비롯해 증상이 나타나면 그 이상 햇빛이 닿지 않도록 하고, 화상 처치 때처럼 냉찜질을 하자. 피부가 검어지는 사람도 있고 붉어지는 사람도 있는데, 대처법은 동일하다. 물에 적신 수건이나 보냉제를 싼 수건을 대어 식힌다. 통증이 심해서 옷을 걸치기 어렵다면 바세린을 바르자. 피부가 보호되어 통증이 완화된다. 조금 통증이 있더라도 목욕할 때 비누나 보디워시는 사용해도 된다. 통증이나 화끈거림이 가라앉아 자연히 일어나는 껍질은 벗겨내도 문제 되지 않는다.

눈도 햇볕에 타나요?

자외선은 피부뿐 아니라 눈도 손상시킬 수 있습니다. 스노보드 등 겨울 스포츠를 고글과 같은 적절한 보호장구 없이 타면 이른바 설맹이라는 각막염을 일으켜 심한 통증이 생길 수 있답니다. 자외선을 쏘이고 나서 6~24시간이 지나 통증이 나타나기 때문에 통증의 원인을 알 수 없어 놀라는 경우도 있습니다.

진료가 필요할 땐 어디로?

햇볕에 타는 것은 화상의 일종이라 통증이 심하면 치료를 받아야 한다. 식혀도 열이 빠지지 않을 때는 피부과로 가자.

☐ 통증이 심하다　　　　　　　　　☐ 피부가 짓물렀다

응급처치

화상의 응급처치와 동일하다. 먼저 냉찜질을 한 뒤 바세린을 발라 피부를 보호하자.

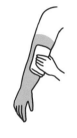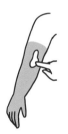

Step 1 햇볕에 탄 직후는 젖은 수건을 이용해 냉찜질

화끈거리고 통증이 있을 때는 물에 적신 수건이나 보냉제를 싼 수건을 얹어서 식힌다.

Step 2 바세린으로 보호

옷이 스쳐서 아플 때는 햇볕에 탄 부분에 바세린을 바른다. 피부가 보호되고 통증이 완화된다.

자외선 차단제를 고르는 방법은?

햇볕에 타는 원인은 자외선이다. 자외선에는 피부를 검게 하는 '자외선 A파'와 붉게 염증을 일으키는 '자외선 B파'가 있다. 자외선 차단제의 'PA'는 자외선 A파를, 'SPF'는 자외선 B파를 막는 지표의 수치다. 수치가 클수록 차단력이 높아지지만 피부에 부담이 될 수 있으므로 구분해서 사용하면 좋다. 일상생활에서는 수치가 낮은 것을, 불볕더위에 운동할 때는 높은 것을 사용하자.

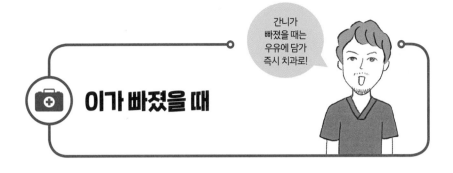

간니가 빠졌을 때는 우유에 담가 즉시 치과로!

이가 빠졌을 때

빠진 이는 비벼서 세척하면 안 된다!

젖니가 빠졌을 때는 결국 간니가 나오기 때문에 무리해서 이를 되살리기보다 경과를 관찰하는 경우가 많다. 간니일 경우 빠진 이의 상태가 좋으면 원래대로 끼워 넣고 이 전용 접착제로 고정해 다시 잇몸에 붙을 때까지 기다린다.

빠진 이를 좋은 상태로 유지하려면 이뿌리 부분을 건조시키거나 문지르지 않도록 해야 한다. 뿌리 부분에는 이가 잇몸에 붙는 데 필요한 세포가 있어서 이 세포가 죽으면 이가 붙지 않는다. 건조를 막는 데는 우유가 좋다. 우유는 체액의 삼투압과 비슷해 보존액 대신 쓸 수 있다. 우유가 없다면 입속에 넣고 침으로 건조되지 않게 보호하자. 이때 삼키지 않도록 조심해야 한다.

빠진 이가 더러운 상태라고 해서 문질러서 씻으면 이 표면의 세포가 손상될 수 있으니 주의해야 한다. 일단 빨리 치과로 가자.

진료가 필요할 땐 어디로?

간니가 빠졌다면 되도록 빨리 치과에 가자. 빠진 이에 남아 있는 세포가 살아 있는 몇 시간 안에 치료하는 것이 중요.

☐ 간니가 빠졌거나 흔들린다 ☐ 출혈이 멈추지 않는다

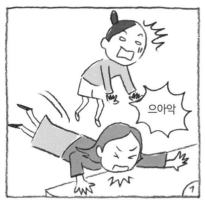

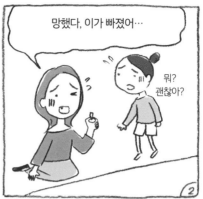

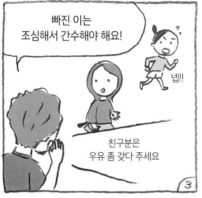

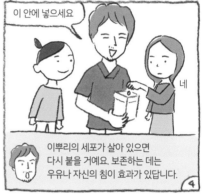

빠진 이의 상태를 잘 보존하려면
어떻게 해야 하나요?

빠진 이의 표면에 있는 세포가 죽기까지의 시간은, 이를 수돗물에 담가둘 때 2시간, 우유에 담가둘 때 6시간이라고 합니다. 이를 좋은 상태로 보존하려면 우유를 이용하는 것이 더 도움이 됩니다.

반지가 빠지지 않을 때

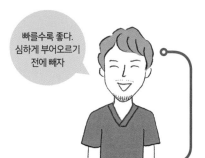

빠를수록 좋다.
심하게 부어오르기
전에 빼자

비누나 오일로 피부를 미끄럽게

벌레에 물리거나 손가락을 삐어서 부으면, 반지를 빼려 해도 빠지지 않는 사태가 생길 수 있다. 그 상태에서 더 부어오르면 반지가 혈액 순환을 방해해 심한 통증을 일으키기도 한다.

반지를 빼려고 무리해서 잡아당기면 피부만 잡아 당겨질 뿐 빠지지 않는다. 반지를 잘 잡고 손가락 안쪽과 바깥쪽 피부를 교대로 민다. 자벌레의 움직임을 연상하면 된다.

또 피부의 마찰을 줄이기 위해 비누나 오일(올리브오일 등)을 바르고 반지를 조금씩 움직여보는 방법도 있다. 그래도 빠지지 않을 때는 손가락에 실을 둘둘 감고 그 위를 미끄러뜨리듯 반지를 이동시키는 방법을 써보자.

도저히 빠지지 않아서 병원에 가야 한다면 진찰을 받을 때까지 부어오른 손가락을 꽉 쥐고 심장보다 높은 위치에 오도록 유지한다. 그래야 조금이라도 부기를 가라앉힐 수 있다.

궁금해요, 선생님!
ER 답막사전

아무리 해도 빠지지 않을 땐
어떻게 하나요?

병원에서도 도저히 빠지지 않을 때는 반지를 자릅니다. 소재에 따라서는(텅스텐 등) 자르지 못해 깨뜨려서 빼기도 합니다. 반지의 소재를 의사에게 알려주면 진찰할 때 참고가 됩니다.

진료가 필요할 땐 어디로?

손가락의 부기가 심해지기 시작하면 빨리 진료를 받자. 손가락 혈색이 나빠지기 시작할 때는 긴급한 상황이라 응급실로 간다.

- ☐ 반지 위쪽의 손가락 혈색이 안 좋다
- ☐ 강한 통증이 있다
- ☐ 손가락이 점점 많이 붓는다

응급처치

생활 속 사고

Step ① 반지에 실을 통과시킨다

연실과 같은 가늘고 튼튼한 실을 손가락 끝에서 손등 쪽을 향해 넣어 반지 안쪽을 통과시킨다(실 끼우개 등을 이용해 조금씩 비집어 넣어 통과시킨다).

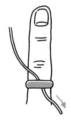

Step ② 실을 촘촘하게 감고 반대쪽 끝을 당겨서 뺀다

손끝 쪽 실로 손가락을 촘촘히 감는다. 손등 쪽으로 나와 있는 실을 잡고 감겨 있는 실을 다시 천천히 당기면서 풀면 실의 움직임에 맞추어 반지가 좌우로 움직이면서 조금씩 손가락 끝으로 이동한다

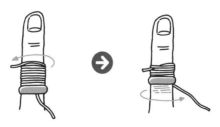

심폐소생술이란

심장 또는 호흡이 멎거나 불안정한 상태에 있는 사람의 심폐 기능을 보조하는 소생 처치다. 가슴 압박, AED 사용이 주 내용이다.

심폐소생술의 순서

먼저 심폐소생술의 순서를 알아두자.

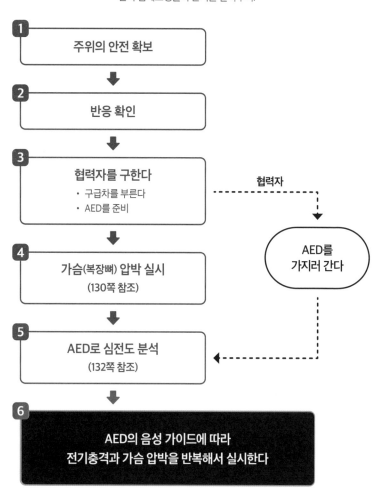

1 주위의 안전 확보

2 반응 확인

3 협력자를 구한다
· 구급차를 부른다
· AED를 준비

협력자

AED를
가지러 간다

4 가슴(복장뼈) 압박 실시
(130쪽 참조)

5 AED로 심전도 분석
(132쪽 참조)

6 AED의 음성 가이드에 따라
전기충격과 가슴 압박을 반복해서 실시한다

AED가 도착할 때까지 무엇을 해야 할까?

신속하고 정확하게 실행하기 위해 혼자서 하지 말고 협력자를 구한다. 지시는 큰 목소리로 구체적으로 해서 누구라도 잘 이해할 수 있게 해야 한다.

반응을 확인한다

'들리세요?' 하고 큰 목소리로 말을 걸어 의식을 확인한다. 눈을 벌려보고 목소리나 몸짓의 반응이 있는지 확인한다.

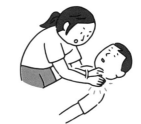

협력자를 구한다

- 구급차를 부른다
- AED를 준비한다

'사람이 쓰러졌어요', '와주세요', '도와주세요' 등 큰 목소리로 주의를 환기해 협력자를 구한다. '119에 신고해주세요', 'AED를 찾아와주세요' 등 구체적으로 지시한다.

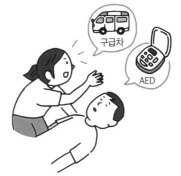

호흡 확인

가슴이나 배가 위아래로 움직이고 있다면 호흡이 있다고 판단한다. 입만 움직이고 가슴이나 배가 움직이지 않을 때는 정상적인 호흡이라고 볼 수 없다.

정상적으로 숨을 쉬지 않을 때

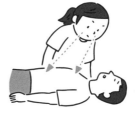

말을 걸어 반응이 없더라도 정상 호흡이 확인되면 구급대원이 도착하기를 기다린다. 호흡이 없다면 즉시 가슴 압박(130쪽 참조)을 실시한다.

가슴 압박(심장 마사지) 방법

복장뼈를 눌러 심장 주변에 압박을 가해서 움직임을 멈춘 심장을 대신해 혈액을 내보낸다. 여러 사람이 있으면 구급차가 도착할 때까지 교대로 계속 실시한다.

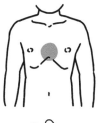

압박 부위
좌우 가슴 사이에 있는 '복장뼈'의 아래쪽 절반 부위를 누른다. 심장이 왼쪽에 있다고 왼쪽을 눌러서는 안 된다.

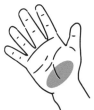

손바닥 아래쪽
손바닥 아래쪽 부위를 대고 다른 손을 위에 겹쳐 올린다. 손바닥 아래쪽의 엄지 두덩으로 누르면 힘이 잘 실린다.

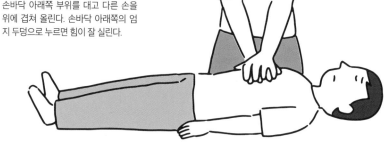

 핵심

1 강하게

수직으로 체중을 실어 가슴 부분이 5cm 들어갈 정도의 강한 힘으로 누른다. 원래 높이까지 되돌린 뒤 다시 누른다. 눌린 상태에서 계속 누르는 것은 효과가 약하다.

 핵심

2 빠르게

1분간 100~120회의 속도로 압박한다. 동요 '아기 상어'의 박자와 비슷한 정도라고 외워두자.

 핵심

3 쉬지 않고

10초만 중단해도 소생률이 떨어진다. 최대한 멈추지 말고 이어간다. 누르는 위치가 흐트러지지 않도록 주의하자.

올바른 자세

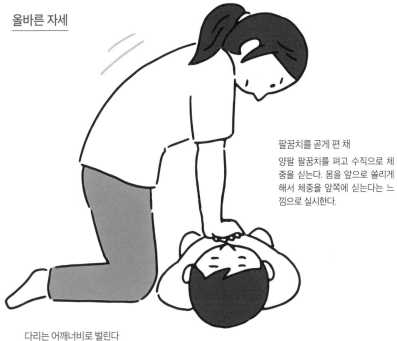

팔꿈치를 곧게 편 채
양팔 팔꿈치를 펴고 수직으로 체중을 싣는다. 몸을 앞으로 쏠리게 해서 체중을 앞쪽에 싣는다는 느낌으로 실시한다.

다리는 어깨너비로 벌린다
힘을 잘 줄 수 있도록 다리는 어깨너비로 벌린다.

영아(1세 미만)일 경우

양쪽 젖꼭지를 잇는 선에서 약간 내려간 지점을 두 손가락(검지와 중지, 중지와 약지)으로 누른다. 누르는 깊이는 가슴 두께의 3분의 1 정도.

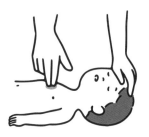

소아(1세~8세 미만)일 경우

누르는 위치는 성인과 동일하다. 힘을 너무 많이 싣지 않도록 한 손으로 실시한다. 들어가는 깊이는 가슴 두께의 3분의 1 정도.

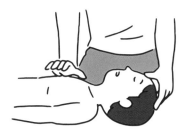

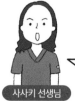

AED 사용법

사사키 선생님

처음 하는 사람도
안전하게
사용할 수 있어요.

AED(자동 심장 충격기)는 심장에 전기충격을 주기 위한 도구다. AED가 도착하면 재빨리 장착하자.

1 전원을 켠다

AED는 코드가 잘 닿도록 환자 가까이에 배치하고, 전원을 켠다. 다양한 유형이 있는데, 음성 안내가 지원된다.

나머지는 음성 안내에 따라 진행한다

2 패드를 장착한다

먼저 환자의 가슴 부분을 열어 땀과 수분을 닦고, 파스를 붙이고 있다면 떼어낸다. 패드에 붙여야 하는 위치가 그려져 있으니 참고해서 장착한다. 속옷을 입고 있다면 벗기거나 속옷 밑의 맨살에 직접 부착한다.

3 심전도 분석

AED가 심장의 파동을 분석한다. '분석 중'이라는 음성이 흐르면 환자와 접촉하지 않도록 떨어진다.

4 음성 가이드가 '심장 충격이 필요합니다'라고 말하면 충격 버튼을 누른다

AED 음성 안내에 따라 충격 버튼을 눌러 전기충격을 가한다. '환자의 상태를 확인하고, 심폐소생술을 계속하십시오'라고 하면 충격 버튼을 누르지 않고 즉시 가슴 압박(130쪽 참조)을 다시 실시한다.

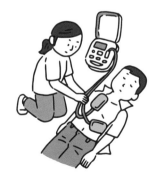

몸의 이상 증상 가정 내 응급처치

몸에 이상이 반복해서 나타날 때는 빨리 대처하는 것이 중요하다. 병원에 가기 전, 자가 처치를 통해 증상을 완화시키자. 자주 나타나는 익숙한 증상도 다른 병의 전조일 수 있으므로 원인을 알아내는 것이 중요하다.

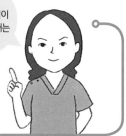

덜덜, 부들부들 떨림이 멈추지 않을 때는 병원으로

성인의 발열

열의 수치와 중증도는 관계가 없다

'발열'이란 주로 체온이 38℃ 이상일 때를 가리키는데, 개인차도 있고 체온을 재는 부위에 따라서도 다르기 때문에 단정해서 말할 수는 없다.

발열의 원인은 병이나 약의 부작용, 외상 등 여러 가지가 있다. 보통은 감기나 자연 치유가 예상되는 바이러스 감염증으로 발생하는 경우가 많으며, 2~3일 지나면 대부분 열이 떨어진다.

수분을 섭취할 수 있고 증상이 악화하는 경향을 보이지 않는다면 집에서 계속 상태를 지켜봐도 크게 문제가 없다. 그러나 3~4일이 지나도 고열이 지속될 때는 병원에 가야 한다. 또 담요를 덮거나 옷을 겹겹이 입고도 계속해서 덜덜 떨린다면 신속하게 진찰을 받아야 한다. 이 경우 항생제 치료가 필요한 세균감염증, 즉 혈액 속에 균이 들어갔을 가능성이 높기 때문이다.

열이 있으면 늘어지고, 아프고, 식욕 저하 등 여러 증상이 나타나는데, 참지 말고 해열진통제를 복용하자. 열이 조금만 떨어져도 증상이 완화되어 편안해진다.

40℃를 넘으면 위험한가요?

40℃라도 아프지 않다면 서두를 필요는 없습니다. 하지만 그러한 고열이 지속되거나 의식이 희미해졌을 때는 병원에서 검사를 받아야 하는 경우가 많아요. 특히 41.5℃가 넘을 때는 체온 조절을 하는 기능에 문제를 일으키는 뇌출혈이나 뇌의 감염증, 중증 열중증 등 즉시 치료해야 하는 병일 가능성이 높습니다. 뇌가 녹는 일은 없지만 손상이 될 수 있답니다.

진료가 필요할 땐 어디로?

고열이 지속되고 식욕이 없다면 주의해야 한다. 덜덜, 부들부들 떨리는 '오한전율'은 신속한 진찰이 필요한 증상이다. 이때 내과나 응급실로 가면 된다.

병원으로

☐ 덜덜, 부들부들하는 떨림이 멈추지 않는다
☐ 몸 상태가 점점 더 나빠진다
☐ 먹지도 마시지도 못한다
☐ 발열이 반복된다

구급차를 부른다

☐ 의식이 또렷하지 않다
☐ 경련이 있다

응급처치

열을 떨어뜨리기 위해 해열제를 복용해도 된다. 수분을 수시로 보충해주면서 회복을 기다린다.

✔ 해열제를 먹고 수분을 보충

탈수가 쉽게 일어나기 때문에 수시로 수분을 섭취한다. 열이 있더라도 몸이 힘들지 않으면 불필요하지만, 아프고 늘어진다면 알맞은 해열진통제를 복용한다.

✔ 체력의 소모를 피한다

통근과 통학, 입욕, 운동 등 체력을 소모하는 일을 멀리한다. 재택근무도 체력이 소모되는 일이니 피하는 것이 좋다. 음주도 삼가야 한다.

몸의 이상 증상

해열제를 먹어도 열이 떨어지지 않는다!?

'해열제를 먹어도 열이 떨어지지 않아요!' 하는 말들을 많이 한다. 그런데 해열제가 열을 떨어뜨리는 것은 1℃ 정도다. 40℃에서 39℃로 떨어졌다면 해열 효과가 있다는 뜻이다. 해열제는 4~6시간이면 효과가 사라지니, 병이 낫지 않은 상황이라면 체온은 다시 상승한다. 평열로 돌아가지 않는다고 해서 지나치게 걱정할 필요는 없다.

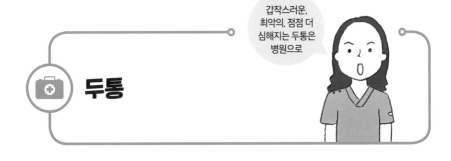

갑작스러운, 최악의, 점점 더 심해지는 두통은 병원으로

📷 두통

통증의 시작을 명확히 알 수 있는 두통은 주의가 필요

두통의 원인은 참 많다. 편두통, 어깨 결림에 의한 두통, 쓰러진 뒤부터 나타나는 두통, 혈압이 높아서 생기는 두통, 발열에 동반된 두통, 뇌출혈에 따른 두통 등이 있는데, 이 중에는 빨리 병원에 가서 진찰을 받아야 하는 두통이 있다.

특히 두통이 시작된 순간을 명확히 기억하고 있거나, 지금까지 경험해보지 못한 '인생 최악의 통증'으로 여겨지는 두통은 정밀검사가 필요할 가능성이 높다. 예컨대 '벼락두통'이라 불리는 강렬하고 급격한 통증일 때는 위험한 두통일 수 있으므로 구급차를 불러야 한다.

본래 두통이 있다면 평소의 두통과 다르지 않은지 잘 가늠해보도록 하자.

두통이 나서 괴로울 때는 일단 누워서 안정을 취한 상태로 시간을 보내자. 가까이에 진통제가 있으면 참지 말고 먹어보자. 두통이 나아지는 기색이 보이면 좋겠지만 전혀 차도가 없거나, 점점 더 심해지거나, 일상생활에 지장을 초래한다면 병원에 가서 진찰을 받자.

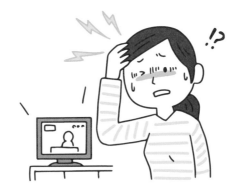

진료가 필요할 땐 어디로?

전에 없던 통증을 느끼거나 의식이 또렷하지 않을 때는 서둘러 병원으로 가자. 두통이 원래 있었다면 '통증이 평소와 다르다'고 느낄 때 주의해야 한다. 진찰이 필요할 때는 뇌신경외과로.

병원으로

☐ 구토를 한다
☐ 통증이 점점 더 심해진다
☐ 평소와 다른 종류의 통증이다

구급차를 부른다

☐ 의식을 잃었다, 의식이 희미하다
☐ 1분 이내에 인생 최악의 통증이 왔다
　　(벼락두통이라고 한다)

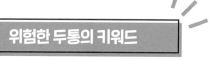

위험한 두통의 키워드

아래 중 하나라도 해당할 때는 응급도가 높으니 즉시 병원으로!

갑작스러운 증상 발현

통증의 시작을 명확히 기억하는 '갑작스레 나타난' 두통은 정밀검사가 필요하다. 특히 통증이 1분 이내에 최강이 되는 '벼락두통'은 위험한 두통이므로 즉시 진찰을 받아야 한다.

인생 최악의 통증

지금까지 경험해본 적 없는 강도 높은 통증일 때는 정밀검사가 필요하다. '망치나 야구방망이로 때리는 것 같은 충격'이라고 표현하기도 한다.

일시적인 의식 불명 / 운동 중에 증상이 발현

갑자기 쓰러져 의식을 잃었다가 금세 회복한 뒤, 후에 두통을 호소하는 경우 정밀검사가 필요하다. 예컨대, 테니스를 치다가 의식을 잃고 쓰러졌다가 회복했는데, 그 후 두통이 생겼다면 위험한 두통이다.

몸의 이상 증상

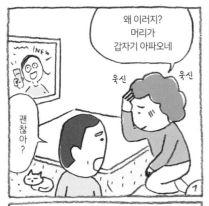

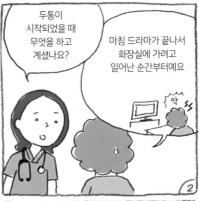

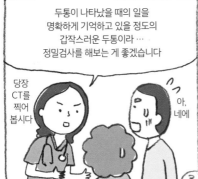

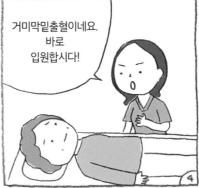

아이스크림 때문에
두통이 생기기도 하나요?

아이스크림을 먹고 머리가 띵 하게 아팠던 경험 있으시죠? 바로 '아이스크림 두통'이라는 것인데 정식 의학용어로 인정받은 두통입니다. 원인은 뇌혈관의 수축에 따른 뇌 혈류의 감소, 입안이 급격하게 차가워지면 그 반응으로 뇌혈관이 확장해서… 등등 여러 의견이 있지요. 해외 연구를 보면 급하게 먹을 때 더 잘 생긴다는 보고도 있으니, 아이스크림은 천천히 먹도록 하세요.

응급처치

어떤 유형의 두통이든 일단 눕자. 진통제를 빨리 먹는 것도 악화를 막는 중요한 방법이다.

✔ 누워서 안정을

어느 유형의 두통이든 안전한 장소에 누워 안정을 취한다.

✔ 진통제를 먹는다

통증이 극심해진 뒤에는 효과를 느끼기 어려울 수 있으니 이른 시점에 복용한다.

✔ 빛이나 소리 자극이 괴로울 때는 어둡고 조용한 방으로

편두통 등으로 빛이나 소리 자극이 괴로울 때는 어둡고 조용한 방에서 휴식을 취한다.

✔ 긴장성 두통일 때는 혈액의 흐름을 좋아지게 한다

꽉 압박된 것 같은 통증이나 머리의 묵직함이 지속되는 '긴장성 두통'은 몸을 움직여서 혈액의 흐름이 좋아지면 증상이 완화된다.

✔ 편두통은 예방이 중요

욱신거리고 맥이 뛰는 듯한 심한 통증이 몇 시간에서 며칠 동안 지속되는 '편두통'은 일상생활에 지장을 초래할 만큼 심한 증상을 보이기도 한다. 그래서 예방이 중요하다. 두통이 생긴 날을 기록하고 두통 앱을 사용해 자신의 두통의 특징을 파악한다. 규칙적인 생활, 스트레스와 피로가 쌓이지 않도록 조심하는 것도 중요하다.

✔ 구급차를 기다릴 때는 '회복 체위'로

구토를 해도 안전하도록 회복 체위(73쪽 참조)를 취한다.

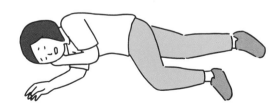

몸의 이상 증상

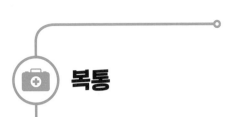

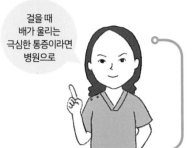

걸을 때 배가 울리는 극심한 통증이라면 병원으로

복통

통증이 00이 되지 않는 지속적 통증은 진찰을

복통을 일으키는 원인은 많다. 지켜만 봐도 문제 되지 않는 것부터 수술이 필요한 것까지 다양하다. 통증 정도가 가볍거나 초기일 때는 진통제를 먹고 경과를 살펴봐도 된다.

통증에는 통증이 쉼 없이 지속되는 '지속적 통증'과 통증이 사라지는 순간이 있는 '간헐적 통증'이 있다. 간헐적 통증은 장의 움직임에 따라 일어나는 경우가 많다. 대표적인 병이 급성장염으로, 보통은 일주일 이내에 자연히 낫는다. 지속적 통증은 정밀검사가 필요한 경우가 많다.

또 무엇을 하고 있었던 순간인지 명확하게 기억하고 있을 정도로 갑작스레 찾아오는 복통은 배 속의 장기에 원인이 있을 때가 많다. 명치 부근이 아플 때는 심장이나 폐가 원인일 수 있다.

걸을 때 배가 울리는 통증은 복부에 강한 염증이 생겨 전체로 퍼졌을 가능성이 있다. 어느 한 부분에만 통증이 있거나 누를 때 아프다면 대부분 그 부위에 있는 장기가 통증의 원인이다.

진료가 필요할 땐 어디로?

통증이 점차 심해지면 참지 말고 병원에 가자. 내과로 가면 된다.

☐ 증상이 갑자기 나타났다   ☐ 지속적인 통증이 있다
☐ 얼굴빛이 안 좋다, 식은땀이 난다   ☐ 통증이 더 심해진다
☐ 걸으면 울려서 통증이 심하다

복부의 통증 부위와 주요 질환

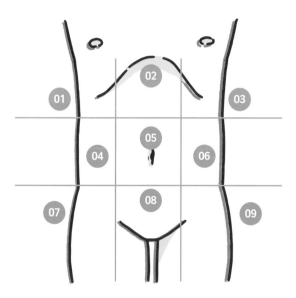

01 **오른쪽 갈비뼈 밑 부근** → 쓸개돌(담석) 발작, 쓸개염, 쓸개관염 등

02 **명치 부근** → 위·샘창자(십이지장)궤양, 이자염, 심근경색, 막창자꼬리염(충수염) 등

03 **왼쪽 갈비뼈 밑 부근** → 지라·큰창자 관련 질환 등

04 **오른쪽 옆구리 부근** → 요로결석, 콩팥·큰창자 관련 질환 등

05 **배꼽 주위** → 창자염, 이자염, 창자 막힘 등

06 **왼쪽 옆구리 부근** → 요로결석, 콩팥·큰창자 관련 질환 등

07 **오른쪽 아랫배 부근** → 막창자꼬리염, 창자염, 큰창자 관련 질환 등

08 **아랫배** → 방광염, 부인과 질환, 큰창자 관련 질환 등

09 **왼쪽 아랫배 부근** → 큰창자 관련 질환 등

몸의 이상 증상

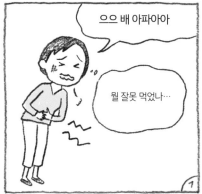

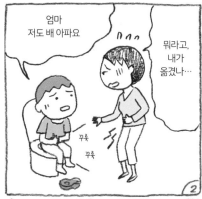

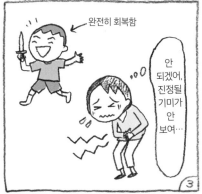

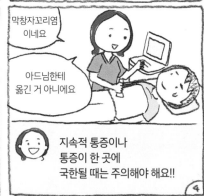

아이의 '복통',
다른 병일 수도 있나요?

아이들은 증상을 잘 표현하지 못하기 때문에 폐렴, 목의 용혈연쇄구균감염증, 남자아이의 경우 고환 꼬임을 '배가 아프다'라고 표현할 수 있습니다. 스스로 호소하지 않더라도 복통 외에 기침, 목구멍이나 생식기의 통증 등 다른 증상은 함께 나타나지는 않는지 확인하도록 합시다.

응급처치

고통스러울 때는 옷을 느슨하게 하고 편안한 자세를 취한다. 위장에 부담이 되는 음식은 피한다.

✔ 통증에 따라 음식을 피한다

특히 통증이 심할 때는 배를 쉬게 하는 것이 좋으므로 음식의 섭취를 삼간다. 자극이 강하고 기름진 음식은 위장에 부담을 주니 먹지 말도록 하자.

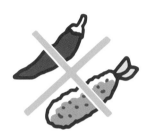

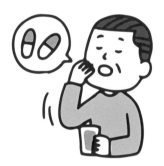

✔ 진통제를 쓴다

진통제는 통증이 최고조에 이르기 전에 복용하는 것이 중요하다. 아프다고 느껴지면 무리해서 참지 말고 복용하자.

✔ 편안한 자세를 취한다

허리띠나 치마의 여밈 등을 끌러 옷을 느슨하게 하고 편안한 자세를 취한다. 몸을 웅크리는 것이 편안할 때도 있다.

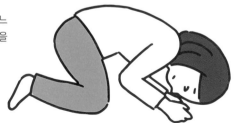

기립성 어지럼증

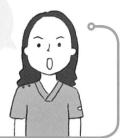

기립성 어지럼증이 생기면 즉시 누우세요

뇌로 가는 혈류를 회복시키자

'기립성 어지럼증'이란 일어섰을 때 일시적으로 혈압이 떨어져 뇌로 가는 혈류가 감소해 의식을 잃어가는 상태다. 핏기가 사라지고 정신이 아찔해지는 증상이 나타난다.

화장실에서 볼일을 본 뒤 또는 음주 후 일어섰을 때나, 몸이 좋지 않은 상태에서 몸을 일으킬 때 생기는 경우가 많다. 장시간 탕욕을 한 뒤에도 종종 일어난다.

기립성 어지럼증은 혈압을 떨어뜨리는 약을 먹고 있거나 빈혈이 있을 때, 그리고 식사량이 줄거나 구토·설사·토혈·하혈 등으로 몸의 수분량이 줄어들었을 때 더 잘 일어난다. 또 고령자는 혈압을 조절하는 반응이 예리하지 못해서 증상이 쉽게 나타난다.

기립성 어지럼증이 생겼을 때는 현기증, 메스꺼움, 구토 등을 동반하기 쉬우며, 의식을 잃고 쓰러질 수 있기 때문에 주의해야 한다.

이를 예방하려면 한 번에 갑자기 일어나지 말고, 먼저 상반신을 일으킨 다음 천천히 머리를 들고 일어서야 한다.

핏기가 사라지는 증상이 나타나면 즉시 눕도록 하자. 눕기 어려운 상황이라면 웅크리기만 해도 의식 소실이나 쓰러짐을 막을 수 있다. 증상이 개선되어도 완전히 진정되기 전까지는 안정을 취한다. 무리해서 움직이려 하면 기립성 어지럼증이 재차 생길 수 있으니 주의하자.

금방 회복이 되었다면 상태를 잘 살피는 것으로 충분하지만, 몸 상태가 더 안 좋아지고 있다고 느끼거나 기립성 어지럼증이 반복될 때는 병원에 가서 진찰을 받자.

진료가 필요할 땐 어디로?

일시적인 것인지 병과 연관이 있는지 관찰한다. 증상이 반복되면 내과로 가서 진찰을 받자.

- ☐ 기립성 어지럼증이 일어난 뒤 몸 상태가 계속 나쁘다
- ☐ 구토, 설사, 토혈, 하혈, 숨이 찬 증상을 동반한다
- ☐ 기립성 어지럼증이 반복해서 일어난다

응급처치

기립성 어지럼증은 몸의 수분이 부족할 때 생기기 쉽다. 휴식을 취한 뒤에는 수분을 보충하자.

Step 1 일단 몸을 웅크리거나 눕는다

Step 2 마음이 진정되고 증상이 완전히 사라질 때까지 휴식을 취한다

Step 3 몸을 천천히 일으켜서 수분을 보충한다

궁금해요, 선생님! ER 잡학사전

갑자기 일어서면 왜 안 좋나요?

혈압은 심장이 혈액을 내보낼 때의 '압력'입니다. 누워서 잘 때 이외에는 머리가 심장보다 높은 위치에 오고, 또 심장은 중력을 거슬러 혈액을 머리 쪽으로 내보내지요. 본래 혈압은 언제 어떤 자세로 있건 일정해지도록 조정이 이루어지는데, 갑자기 일어서면 머리가 갑자기 심장보다 높은 위치에 오게 되어 일시적으로 혈압이 떨어집니다. 그래서 혈압을 올리는 조정을 할 타이밍이 어긋나게 됩니다. 자율신경 관련 질병이나 빈혈·탈수(혈액량 감소)가 있을 때, 강압제나 이뇨제를 복용할 때, 음주·입욕(혈관 확장 작용) 시에 특히 조심해야 합니다.

몸의 이상 증상

메스꺼움과 구토

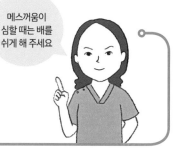

메스꺼움이
심할 때는 배를
쉬게 해 주세요

조금씩 수분을 섭취한다

메스꺼운 증상이 생겼을 때는 일단 눕는다. 구토를 했을 때 토사물에 목이 막힐 수 있으므로 특히 의식이 또렷하지 않은 사람은 옆으로 눕혀 토해내기 쉬운 자세를 취하게 하면 좋다(회복 체위, 73쪽 참조).

메스꺼움·구토는 배에 생긴 문제가 원인이라고 생각하기 쉽지만 그 이외의 원인도 아주 많다. 뇌출혈, 심근경색, 감염증, 의식 소실, 심한 통증 등 몸의 이상으로 메스꺼움·구토가 유발된다. 두통, 흉통, 복통, 요통, 발열, 의식 소실 등 다른 증상이 진단의 실마리가 되기도 하니 의사에게 꼭 전달하자.

메스꺼움·구토, 복통, 설사 증상이 한꺼번에 나타났다면 위장염일 가능성이 높다. 물을 마시지 못하고, 강한 통증이 지속될 때는 진찰을 받아야 한다. 구토를 여러 번 하면 몸속의 수분이 줄어 탈수 상태에 빠지고 몸은 한층 더 힘들어진다. 따라서 조금씩 수분을 섭취해야 한다. '경구수액요법(147쪽 참조)'을 시도해보자.

탈수인지 아닌지
어떻게 판단하면 되나요?

입속이나 입술, 겨드랑 밑이 건조할 때는 몸이 탈수 상태일 가능성이 높습니다. 모두 본래는 습한 부위이기 때문이죠. 어린아이일 경우 우는데 눈물이 나오지 않거나, 평소에 비해 배뇨 횟수가 줄었다면 이것도 탈수의 징후로 볼 수 있습니다.

진료가 필요할 땐 어디로?

메스꺼움·구토, 복통, 설사 증상이 한꺼번에 나타났다면 위장염일 가능성이 있다. 증상이 심할 때는 내과로 가서 진찰을 받자.

- ☐ 물을 마시지 못한다
- ☐ 12시간 이상 심한 메스꺼움이 지속된다
- ☐ 불러도 반응이 또렷하지 않다

응급처치

무리해서 먹으려고 하지 말고 진정 기미가 보이면 소량씩 물을 마시면서 상태를 확인한다.

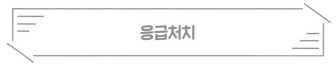

Step ① 메스꺼움이 심할 때는 음식을 삼간다

Step ② 진정 기미가 보이면 '경구수액요법'으로 수분을 보충한다

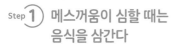

경구수액요법이란

페트병 뚜껑 1잔분, 또는 티스푼 1술분의 경구수액을 마신다 토하지 않으면 5분마다 한 번씩. 양은 서서히 늘리고 마시는 시간 간격은 줄여 나간다.

목이 마른 상태라 꿀꺽꿀꺽 마시고 싶겠지만, 한 번에 페트병 뚜껑 1잔으로 제한하는 것이 중요하다. 꼭 경구수액이 아니더라도 스포츠음료, 젤리형 음료, 수프 등 입에 맞고 당기는 것으로 먹는다. 토해냈다면 30분 정도 중단했다가 다시 시도한다.

몸의 이상 증상

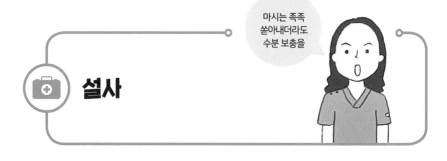

설사

탈수가 일어나지 않도록 수분 보충을

'설사'란 하루에 무른 변~물설사가 3회 이상 나오는 것을 말한다. 배에 탈이 나서 또는 음주 후, 긴장했을 때, 피곤할 때도 설사를 할 수 있다. 위장염·장염과 같은 감염증 때문인 경우도 많으며 대부분은 보존 요법으로 나아진다.

설사를 하면 평소 대비 몸에서 수분이 많이 빠져나가기 때문에 수분을 충분히 보충해주어야 한다. 아이나 고령자는 탈수증을 일으킬 가능성이 높으니 주의해야 한다. '마시는 족족 쏟아내니까 수분이 채워지질 않아!'라고 호소하는 사례가 많은데 '빠져나간 만큼 보충'하는 것이 중요하다. 경구수액이나 스포츠음료 등 거부감 없는 것으로 마시자. 아이에게는 사과주스의 농도를 절반으로 희석해서 마시게 하면 좋다.

감염력이 강한 로타바이러스나 노로바이러스에 감염되어서 설사를 할 때는 수시로 손을 닦고, 배설물이나 더러워진 옷·침구를 다룰 때 주의하자.

설사의 횟수가 줄고 변의 상태가 물설사 → 무른 변 → 고형으로 변화가 보이면 호전되고 있다는 신호다.

변의 색깔이 처음부터 검다면 위나 샘창자(십이지장) 등에서 출혈이 일어났을 가능성이 있으므로 서둘러 병원에 가서 진찰을 받아야 한다. 처음에는 갈색을 띠다가 후에 붉은 혈변이 나오거나 혈변의 양이 계속 많아질 때도 빨리 병원으로 가야 한다.

또 원인을 알 수 없는 설사가 반복될 때도 장에 다른 병이 있을 가능성이 있으니 병원에 가도록 하자.

진료가 필요할 땐 어디로?

변의 상태와 횟수를 확인하자. 거무스름한 변일 때는 주의해야 한다. 수분을 잘 섭취하고 있는지도 판단 기준이 된다. 진찰이 필요할 때는 내과로 간다.

☐ 늘어져 있다
☐ 수분 보충을 못한다

☐ 변의 색깔이 처음부터 검거나 붉다
☐ 증상이 일주일 이상 지속되고 있다

응급처치

탈수 증상에 빠지지 않도록 수분을 계속해서 섭취하자. 바이러스성 설사는 감염을 퍼뜨리지 않도록 손 씻기에 신경 쓰자!

✔ 수분을 잘 보충한다
　⟶ 경구수액요법(147쪽 참조)

✔ 배변 후 손을 잘 씻는다

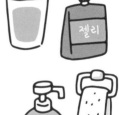

지사제를 복용해도 되나요?

감염증에 따른 설사는 몸 안에 나쁜 것을 몸 밖으로 내보내려는 반응입니다. 나쁜 것이 배출되면 설사는 차츰 멎게 됩니다. 완전히 빼내는 것이 중요하기 때문에 지사제의 복용은 권장하지 않습니다.

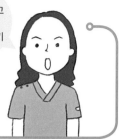

붉어지고 가렵고
우둘투둘한
발진은 두드러기

두드러기

몸이 따뜻해지면 더 가려울 수 있으니 주의

'두드러기'란 붉고 가려운 우둘투둘한 발진을 말한다. 우리 몸 어디에나 생길 수 있으며 몇 분에서 몇 시간에 걸쳐 퍼지는데 대부분 일과성으로 24시간 이내에 사라지는 것이 특징이다. 원인은 음식, 약, 벌레 물림, 한랭, 화장품 등 여러 가지가 있다고 하는데 원인을 알 수 없는 경우도 많다.

두드러기가 올라왔을 때 주의해야 할 것은 전신 알레르기 반응이 나타나는 '아나필락시스'(78쪽 참조)다.

두드러기가 의심된다면 증상이 처음 나타날 때 무엇을 했는지, 처음 사용한 것이나 먹은 것은 없는지, 발진 이외에 증상은 없는지 확인하자.

항알레르기약을 가지고 있다면 복용해도 문제없다. 증상이 발진뿐이라면 황급히 병원을 찾을 필요는 없다. 가려움이 특히 심하다면 차게 해서 완화시킬 수 있다. 목욕을 하거나 옷을 많이 껴입어 몸이 따뜻해지면 가려움이 더 심해질 수 있으니 주의하자.

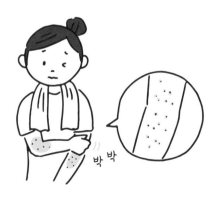

박 박

진료가 필요할 땐 어디로?

호흡을 할 때 쌕쌕거리고 휘파람 소리가 날 때는 아나필락시스일 수도 있다. 서둘러 응급실로 가자. 가려움이 가라앉지 않고 발진이 사라지지 않을 때는 피부과로.

☐ 발진 이외의 증상이 있다(호흡 시 쌕쌕거리거나 휘파람 소리가 난다, 입술과 얼굴이 붓는다, 복통과 구토·설사·실신)
　　→ 아나필락시스 가능성(78쪽 참조)
☐ 가려움이 가라앉지 않는다
☐ 24시간 이상 지나도 발진이 사라지지 않는다

응급처치

목욕, 음주, 운동 후 몸이 따뜻해지면 가려움이 심해진다. 의류나 이불을 이용한 체온조절도 중요하다. 보냉제를 수건에 싸서 가려움이 심한 부위에 대어 차게 하면 편안해진다.

✔ 몸을 덥히지 않는다

✔ 가려움이 심한 부위는 차게 한다

✔ 가려움을 가라앉히는 항알레르기약을 쓴다

몸의 이상 증상

발진을 눌렀더니 사라졌어요!

발진이라고 표현되는 것에는 여러 가지가 있습니다. 병원에서 진찰할 때 주목하는 부분은 그 발진이 '홍반'인가 '자반'인가지요. 발진을 손가락으로 눌러서 붉기가 사라지면 '홍반'으로, 이것은 작은 혈관이 확장되어 있는 상태입니다. 한편 눌러도 사라지지 않을 경우 '자반'인데, 미소한 내출혈을 일으키고 있다는 증거입니다. 홍반과 자반은 원인이 되는 병의 종류가 크게 다르기 때문에 주의해야 합니다. 부딪치지도 않았는데 자반이 생겼다면 진찰을 받으세요.

생리통

무리해서 참는 것은 금물! 평소 생리통과 다르다면 진찰을

일상생활에 지장을 초래하는 통증이라면 주의

'생리통'은 생리에 동반해 일어나는 통증을 말하는데 월경통이라고도 한다. 생리를 하는 연령대의 여성이라면 정도의 차이는 있지만 누구나 경험한다. 자궁이 수축해서 생기는 이 통증은 생리 시작 며칠 전부터 생리 2일째, 3일째까지 지속되는 경우가 많다. 자궁에서 방출되는 '프로스타글란딘'이라는 물질이 자궁의 '민무늬근'이라는 근육을 수축시키는데, 다른 장기의 민무늬근도 함께 수축시킨다. 그래서 두통, 위통, 메스꺼움, 현기증, 설사 등이 동반되기도 한다.

생리통이 있을 때는 참지 말고 진통제를 먹자. 진통제는 복용하는 타이밍이 중요한데, 통증이 막 시작되었을 때 먹어야 한다. 통증이 정점에 달했을 때는 그 효과가 덜하기 때문이다.

생리통이 심해 가사나 업무를 중단해야 할 만큼 일상생활에 지장을 초래한다면, '월경곤란증'이라고 한다. 자궁내막증이나 자궁선종, 자궁근종 등 부인과 질환이 숨겨져 있을 때도 있다.

원인이 되는 병을 치료해 생리통을 줄이거나 경구피임약으로 생리를 조절해 증상을 완화하는 방법, 한방을 이용하는 방법 등 다양한 대처법이 있으니 산부인과에 가서 진료를 받자!

손난로를 대거나 입욕을 통해 하복부를 따뜻하게 하고, 적절한 운동을 하는 것도 통증을 완화시킬 수 있다.

스트레스와 흡연은 증상을 악화시킬 수 있으니 생활 습관을 정비하자.

진료가 필요할 땐 어디로?

확인 항목 중 왼쪽 두 가지에 해당할 경우 다른 병이 통증의 원인일 수 있으니 내과에서 진단을 받아보자. 오른쪽 세 가지에 해당할 경우 산부인과에서 상담을 받아야 한다.

☐ 평소 생리통과는 통증의 성질이 다르다
☐ 통증이 심해서 참을 수 없다

☐ 생리량이 많다(1~2시간에 한 번, 오버나이트 생리대로 교체해야 한다)
☐ 생리 일수가 극단적으로 짧거나 길다
☐ 생리 주기가 불규칙하다

응급처치

앱 등을 활용해 월경의 시작과 끝을 기록해두면 자신의 생리 주기를 파악하기 쉽다. 생리 전후에는 특히 스트레스를 줄이고 규칙적인 생활을 하자.

✔ 통증이 막 시작되었을 때 진통제를 먹는다

✔ 되도록 스트레스를 줄이고 느긋한 마음으로 보낸다

✔ 손난로나 입욕 등으로 하복부를 따뜻하게 한다

몸의 이상 증상

평소 생리 때와 달라요!

생리통은 대부분 하복부 한가운데에 생기는 통증과 요통입니다. 평소의 통증과 다르다면 막창자꼬리염(이른바 맹장)이나 딴곳 임신(자궁 밖 임신)과 같은 다른 병에서 온 통증일 수 있기 때문에 '평소와 다르다'는 감각은 중요합니다. 또 생리 주기가 짧거나 길고, 생리량의 감소 등 평소와 다른 출혈은 생리가 아닌 부정 출혈일 수 있습니다. 부인과 질환이나 임신에 동반된 증상일 수 있으니 평소와 다름이 느껴진다면 진찰을 받아보세요.

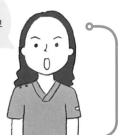

동결견 (사십견·오십견)

어깨 관절의 안정을 유지하고 진통제를 복용

관절 주위에 염증이 생겨 야간에 통증이

'사십견·오십견'이란 어깨 관절의 움직임이 나빠진 상태로, 정식 명칭은 '어깨 관절주위염'이다. 40대나 50대에 많이 나타난다 해서 주로 '사십견', '오십견'이라고 불린다.

어깨 관절을 구성하는 조직에 염증이 생기는 것이 원인이며 노화나 당뇨병이 영향을 주기도 한다. 돌아누울 때 아파서 눈이 떠지고 야간에 증상이 심해지는 것이 특징이다. 또 일상생활 속 동작에도 지장을 준다.

자연히 낫는 경우도 있지만 염증이 지속되면 조직이 굳어져 어깨 관절의 움직임이 점점 더 나빠진다. 방치하면 관절이 유착되어 움직이지 못하게 될 수 있다. 통증이 강한 급성기에는 삼각건 등으로 어깨 관절을 고정해주고 진통제를 쓰거나 어깨 관절 내로 소염제를 주사하는 치료를 한다. 급성기가 지나면 온열요법(핫팩, 입욕 등)이나 운동요법(구축 예방과 근육의 강화) 등 재활을 실시한다. 단, 같은 증상을 일으키는 다른 병도 있으니 자가 진단하지 말고 병원으로.

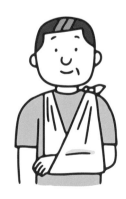

아래의 확인 항목 중 하나에 해당할 경우 사십견·오십견이 아닐 수 있으니 빨리 병원에 가서 진찰을 받자. 정형외과로 가면 된다.

☐ 쓰러지거나 부딪힌 다음부터 어깨에 강한 통증이 있다

☐ 저림이나 손의 움직임이 둔해지는 증상 등 어깨 통증 이외의 증상을 동반한다

응급처치

염증이 심한 시기에는 진통제를 먹자. 통증이 가라앉으면 조금씩 움직인다. 통증이 나아지지 않을 때는 정형외과로.

Step ① 강한 통증이 있을 때는 안정을 취하고 진통제를 먹는다

Step ② 통증이 서서히 가라앉으면 따뜻하게 해주거나 가벼운 운동을 한다

몸의 이상 증상

궁금해요, 선생님! ER 한약사전

사십견·오십견은 누구나 거쳐 가나요?

남성보다는 여성에게 많이 생깁니다. 40세 미만에 오는 경우는 거의 없으며 70세를 넘으면 어깨 근육이 파열되거나 어깨 관절에 변성이 일어나기도 합니다. 덜 쓰는 손 쪽 어깨가 망가지기 쉬우며, 6~10명 중 한 명꼴로 5년 이내에 다른 쪽 어깨도 망가지게 됩니다.

걱정되는 아이의 이상 증상

아이들의 병은 '기운이 없다'는 막연한 위화감에서 발견되는 경우가 있다. 징후를 파악해서 조기에 대처하자. '발열', '구토·설사', '변비', '콧물·코막힘'에 대처하는 방법도 소개한다.

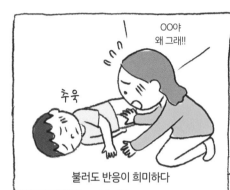

불러도 반응이 희미하다

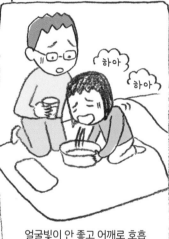

얼굴빛이 안 좋고 어깨로 호흡

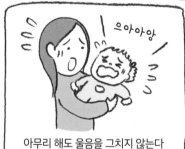

아무리 해도 울음을 그치지 않는다

집에서 할 수 있는 처치도 많아요!

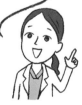

보호자가 '평소와 다르다'고 느꼈다면 큰 병이 감추어져 있을지도!?

아이가 열이 날 때

아이가 열이 날 땐 감기일 가능성이 크다. 그러나 드물게 무서운 병이 원인일 수도 있다. 4일 이상 발열이 지속된다면 반드시 진찰을 받자.

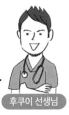

열 수치와 중증도는 관계가 없답니다

후쿠이 선생님

진료가 필요할 땐 어디로?

- 생후 3개월 미만인 아이 ⟶ 즉시 병원으로!
- 3개월이 지난 아이 ⟶ '평소보다 기운이 없다'
  '4일 이상 발열이 지속된다'면 병원으로

생후 3개월 미만인 아기는 아직 면역력이 생기지 않은 상태라 38℃ 이상 열이 오르면 입원해야 할 가능성이 높다. 따라서 즉시 병원으로 가자. 아이가 3개월이 지났고 기력이 있다면 그렇게 서두를 필요는 없다.

올바른 체온 측정법

체온은 개인차가 크고, 재는 타이밍이나 방법에 따라서도 오차가 생긴다. 열 자체가 싸워야 할 상대는 아니니 어디까지나 하나의 지표로 생각하자. 아래에서는 겨드랑이 체온계로 올바르게 체온을 재는 방법을 소개한다. 식후, 목욕 후, 운동 후에는 체온이 올라가므로 최소한 30분 이상 지나서 잰다.

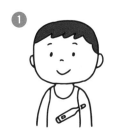

표시부를 안쪽으로 해서 중심에 꽂는다
땀을 닦아내고 체온계의 표시부가 안쪽을 향하게 하고 측정부를 겨드랑이 중심에 꽂는다.

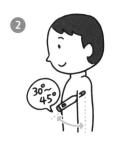

체온계를 몸에 밀착한다
겨드랑이를 조이고 체온계를 빗겨 올리듯이 밀어서 꽂는다.

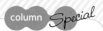
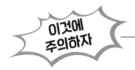

이것에
주의하자

'해열제는 먹지 않아야 빨리 낫는다?', '감기는 항생제를 먹으면 빨리 낫는다?' 사실 모두 틀렸다. 올바른 지식을 익혀 내 아이의 몸을 잘 관리하자.

해열제의 사용 여부와
회복에 걸리는 시간은 관계 없다

해열제는 감염증을 빨리 낫게 해주는 것이 아니라, 증상을 완화해주는 역할을 한다. 열이 높아서 기운이 없고 식욕이 떨어져 있을 때는 38.5℃ 이하라도 해열제를 쓰는 것이 좋다. 고열이라도 기력이 있을 때는 쓰지 않아도 괜찮다.

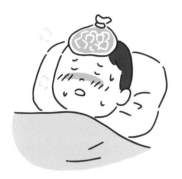

해열제는 내복약과 좌약
모두 효과가 같다

보통 소아에게 쓰이는 해열제는 '아세트아미노펜'으로 내복약과 좌약 두 가지 유형이 있다. 효과는 모두 같으며 해열까지 걸리는 시간이나 열을 떨어뜨리는 효과에는 차이가 없다고 알려져 있다.

바이러스성 감기에
항생제는 효과가 없다

감염증의 원인에는 '바이러스'와 '세균' 두 종류가 있는데, 항생제는 '세균'에 의한 감염증을 치료하는 약이다. 아이에게 열이 날 때 대부분은 '감기', 즉 '바이러스'에 의한 것이기에 항생제는 전혀 효과가 없다. 항생제의 투여로 세균이 내성을 갖게 되어 그 부작용으로 설사를 하거나 꼭 필요할 때 항생제가 듣지 않는 문제가 발생할 수 있다. 따라서 불필요한 항생제 복용은 삼가는 것이 좋다.

열중증이 의심될 때는
해열제를 쓰지 않는다

감기로 인한 '발열'과, 열중증일 때 외부에서 받은 고온의 영향이나 체온조절 기능이 정상적으로 작동하지 않아 발생하는 '고체온'은 다르다. 해열제는 열이 날 때 스스로 올린 설정온도를 떨어뜨리는 작용은 기대할 수 있지만, '고체온'에는 효과가 없다.

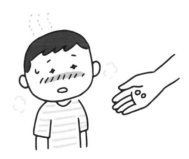

아이가 구토·설사를 할 때

아이가 구토나 설사를 할 때 대부분은 감염증에 따른
증상이다. 탈수에 주의하면서 상태를 지켜보자.

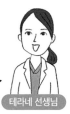

> 탈수에
> 주의하면서
> 상태를 관찰하세요

테라네 선생님

진료가 필요할 땐 어디로?

· 계속해서 구토를 한다   · 축 늘어져 있다
· 수분을 섭취하지 못한다

수분을 조금씩이라도 섭취할 수 있다면 서둘러 진찰을 받으러 가지 않아도 된다. 하지만 몇 번이나 반
복해서 구토를 하고 수분을 섭취할 수 없다면 소아과로 가자. 어느 시점에 구토했는지 기억해두었다가
의사에게 이야기하면 진단을 내리는 데 실마리가 될 수 있다.

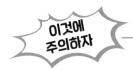

이것에
주의하자

탈수가 진행되고 있다는
신호를 놓치지 않는다!

아이들은 탈수에 쉽게 빠진다. 그래서 탈수의
징후가 있다면 즉시 병원에 가야 하니, 아래
사항을 잘 살피자.

지사제는
먹지 않는다

설사가 심할 때, 병원에서는 지사제가 아닌
정장제를 처방한다. 정장제에 설사를 멎게 해
주는 효과까지 있는 것은 아니므로, 자연히
회복되기를 기다리는 것이 기본.

☐ 입술과 겨드랑이, 혀가 건조하다
☐ 멍하고 잠만 잔다
☐ 여러 차례 구토를 반복한다
☐ 기분이 가라앉아 있다

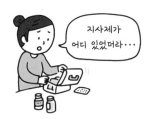

> 지사제가
> 어디 있었더라···

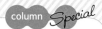

올바른 수분 보충법

탈수 증상이 나타나지 않게 하려면 수분 보충이 중요하다. 경구수액을 권장하지만 마시기 힘들어하면 농도를 절반으로 희석한 사과주스도 괜찮다.

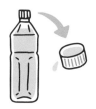

구토·설사가 지속될 때

**5㎖의 경구수액을
5분 간격으로 먹인다**

5㎖의 경구수액을 5분 간격으로 먹인다. 티스푼 1술, 페트병 뚜껑 1잔 정도의 양이 5㎖ 정도다(경구수액요법, 147쪽 참조).

구토·설사가 진정되면

먹이는 간격을 조금씩 줄인다

구토나 설사가 진정되는 기미를 보이면 먹이는 간격을 조금씩 줄인다. 벌컥벌컥 들이키면 구토의 원인이 되므로 티스푼으로 조금씩 먹인다.

몸을 일으켜서 먹인다

누워 있는 상태에서 몸을 일으켜 쿠션 등으로 받쳐주고 먹인다. 안고 먹일 때도 몸을 일으킨다.

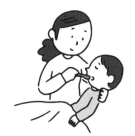

감염으로부터 안전한 오물 처리

바이러스성 위장염은 감염력이 강해서 가족에게 옮길 수 있다. 기저귀나 오물 처리에 특히 주의를 기울이자.

**감염된 아이가 있을 때는
손을 자주 씻는다**

손에 붙어 있던 바이러스가 무의식중에 입속으로 들어가 감염되는 것을 막기 위해 수시로 손을 씻는다(손 씻는 법은 182쪽 참조).

**오물을 처리할 때는
마스크와 장갑을 착용한다**

바이러스를 흡입하지 않도록 마스크와 일회용 장갑을 착용하고 처리한다. 마스크나 장갑은 비닐봉지에 넣어 처리한다.

바이러스에 따라서는 알코올이 소용없기도 하니 차아염소산나트륨으로 소독한다.

노로바이러스는 알코올로 소독할 경우, 효과가 약하다고 알려져 있다. 차아염소산나트륨(차아염소산소듐)을 이용해 소독한다.

효과적인 소독액 만드는 법
물 500㎖ ✚ 염소계 표백제 10㎖
시간이 지나면 유효 염소 농도가 저하되니 사용할 때마다 만든다.

아이가 변비에 걸렸을 때

이유식을 시작했을 때 또는 화장실 훈련을 시작할 때 변비에 걸리기 쉽다. 변이 쌓여서 단단해지면 배변이 어려워지는 악순환을 끊어내자.

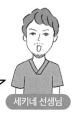

배가 아프다고 하고 일주일 이상 화장실을 못 갔다면 병원으로!

세키네 선생님

진료가 필요할 땐 어디로?

• 배가 아프다고 하거나 일주일 이상 화장실을 못 갔다면 병원에 가야 한다.

많은 아이들이 변비 때문에 생긴 복통으로 응급실에서 진료를 받는다. 배가 아프다고 하거나 일주일 이상 용변을 보지 못했을 때는 가까운 소아과에서 상담을 받자. 관장을 해서 단단해진 변을 빼내는 경우도 있다.

마사지로 배변을 촉진하는 방법

며칠 동안 배변을 하지 못해 괴로울 때는 장을 자극하는 마사지로 배변을 촉진하자.

면봉으로 항문을 마사지(영아)

바세린이나 오일을 듬뿍 찍은 면봉을 항문에 대고 구멍을 벌리는 느낌으로 원을 그리듯 움직인다. 면봉 머리 부분이 안 보일 때까지만 넣고 그 이상 들어가지 않도록 주의해야 한다. 힘을 빼고 항문 안쪽 벽을 훑듯이 마사지한다.

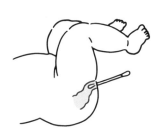

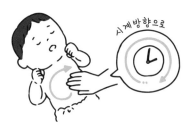

시계방향으로

배를 시계방향으로 마사지

중지와 약지 끝으로 아기의 배를 가볍게 누르면서 배꼽부터 크게 원을 그리듯 마사지한다. 장의 움직임이 촉진된다.

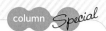

아이가 콧물·코막힘이 있을 때

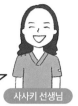

알레르기성 콧물은 알레르기용 약으로 증상을 완화시킬 수 있지만, 감기에 걸려서 나오는 콧물에는 특효약이 없다. 여기서 소개하는 대처법을 시도해보자.

> 몇 가지를
> 조합해서
> 시도해보세요
>
> 사사키 선생님

코막힘을 편안하게 해주는 방법

코를 따뜻하게 하고, 수분을 듬뿍 보충하고… 누구나 쉽게 할 수 있는 대처법을 소개한다.

물에 적신 수건을 데워 코를 따뜻하게

물에 적신 수건을 전자레인지로 데워 코에 얹는다. 이때 콧구멍을 막지 않도록 주의한다. 온기로 코점막이 보습되어 한결 편안해진다.

탕욕으로 몸을 따뜻하게 한다

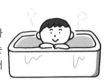

욕조에서 몸을 덥히면 코가 잘 뚫리고 콧물도 잘 멎는다. 머리카락은 즉시 말려서 한기가 들지 않도록 한다.

따뜻한 음료를 마시게 한다

따뜻한 액체를 섭취하면 콧속 점액의 이동이 수월해진다. 콧속 분비물, 콧물도 따뜻해져 제거하기 쉬워진다.

수분을 충분히 보충한다

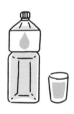

점성이 높은 콧물이 막혀 있을 때 수분을 충분히 섭취하면 콧물이 묽어져 코막힘이 한결 완화된다.

코안을 빨아들인다

몸을 따뜻하게 하거나 따뜻한 음료를 마셔서 콧물이 나오기 쉬운 상태로 만든 뒤 빨아들인다. 이때 가정용 콧물 흡인기를 사용한다.

바르는 감기약도 효과가 있다

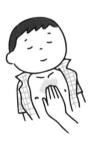

멘톨이나 캠퍼 성분이 들어간 바르는 감기약을 써도 효과가 있다. 가슴이나 목에 발라 코막힘을 완화시킬 수 있다.

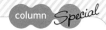

아이에게 약 먹이는 법

가루약은 먹기 쉽게 음료나 음식에 섞어 먹여도 된다. 단, 쓴맛이 강해져 맛이 이상해지고 약효를 떨어뜨리는 조합도 있으니 잘 피하도록 하자.

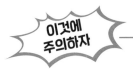

우유나 밥에 섞는 것은 금물

매일 먹어야 하는 우유나 밥에 섞으면 약을 섞지 않았을 때도 그 음식이 싫어져 계속 못 먹게 되는 일이 생긴다.

요거트도 쓴맛을 강하게 만들 때가 있다

요거트는 약을 섞었을 때 쓴맛이 강해지거나 약효가 떨어질 우려가 있어서 주의해야 한다.

아이스크림에 섞으면 잘 넘어가지만 '물'이 기본

아이스크림이나 푸딩은 차고 맛이 진해서 쓴맛이 잘 희석된다. 단, 물로 먹을 수 있다면 물로 먹이자.

야외활동 사고 응급처치

야외활동 중에는 외상 등 문제가 발생해도 즉시 병원에 갈 수 있으리란 보장이 없다. 일어날 수 있는 사태를 예상해 예비지식을 갖추는 것이 중요하다. 신속한 대처를 잊지 말자.

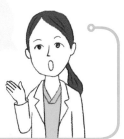

아나필락시스
쇼크가
올 수 있어요!

곤충에 쏘였을 때

먼저 흐르는 물로 잘 씻자

야외에서 활동할 때나 캠핑을 가면 곤충에 쏘이는 일이 많다. 보통 곤충에 쏘이거나 물리면 상처 부위가 붓고 붉어질 수 있다. 먼저 흐르는 물로 충분히 씻어내고 가려울 때는 시중에서 판매하는 가려움 진정제를 쓰면 좋다. 증상을 완화하는 용도로 패치를 붙여도 되지만 치료가 되는 것은 아니니 잘 알아두자. 침이 박혀 있을 때는 할 수 있다면 제거한다. 얼마 지나 증상이 완화되고 가라앉으면 상태를 잘 살핀다.

쏘인 직후부터 숨이 막히고, 상처 부위뿐 아니라 얼굴과 손발이 붓기 시작하고, 배가 아프거나 메스꺼움이 있고, 의식이 희미해지는 등 아나필락시스(78쪽 참조) 증상이 나타났을 때는 즉시 구급차를 불러 병원으로 가야 한다. 특히 벌에 쏘이거나 지네에 물렸다면 아나필락시스를 일으킬 위험이 높기 때문에 주의해야 한다.

또 야산에서 놀다 보면 눈에 보이는 크기의 흡혈 진드기에 물릴 수가 있다. 한번 물리면 계속 피를 빨아먹으면서 커져 당황해서 직접 떼어내려고 하는 경우가 많은데 그대로 병원에 가자. 확실하게 떼어내지 않으면 진드기의 몸 일부가 피부에 남기 때문에 병원에서 제거를 받는 것이 좋다.

외출할 때는 되도록 긴소매·긴바지를 착용하고, 스프레이 벌레 기피제를 챙기자. 그리고 물릴 만한 벌레를 발견했다면 안전한 장소로 대피해 쏘이거나 물리지 않기 위해 노력하는 것이 중요하다.

진료가 필요할 땐 어디로?

전신 알레르기 반응이 일어날 때는 응급실로 가서 신속하게 치료를 받아야 한다. 물린 자국이 아프거나 긁어서 상처가 났을 때는 덧나기 전에 피부과로.

병원으로

☐ 부기나 통증이 사라지지 않는다
☐ 흡혈 진드기에 물렸다

구급차를 부른다

☐ 숨이 막힌다
☐ 구토를 반복한다
☐ 의식이 희미하고 몽롱한 상태다

응급처치

약을 바르기 전에 물린 부위에 물을 흘려 씻어내는 것이 효과가 있다. 야외에서는 더 물리지 않도록 이동하는 것도 중요.

Step 1 안전한 장소로 이동한다

물린 곤충의 집을 가까이에서 발견했다면 같은 곳에서 또 물릴 수 있다. 안전한 장소로 이동한다.

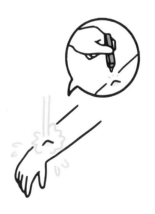

Step 2 쏘인 부위를 잘 씻는다

침이 피부에 남아 있다면 족집게를 이용해 빼낸 뒤 흐르는 물로 씻는다.

야외활동 사고

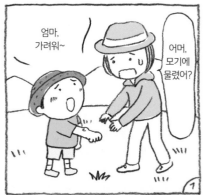

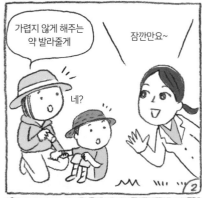

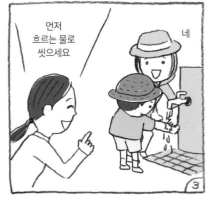

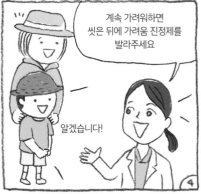

벌레에 물린 적이 없는데
벌레에 물린 증상이 나타나요!

차독나방은 봄에서 가을까지 동백나무나 산다화에 서식하는 독나방의 일종입니다. 몸을 덮는 긴 털이 잘 빠져서 바람을 타고 사람 몸이나 옷에 부착되어 피부염을 일으킨답니다. 한군데가 아니라 넓은 범위에 습진이 생기기 때문에 두드러기나 알레르기로 착각할 수 있어요.

조심해야 할 곤충

벌

사람을 쏘는 곤충 중에서도 특히 주의해야 한다. 크고 공격적인 말벌에 쏘이면 통증과 염증이 심하게 나타나며, 아나필락시스를 일으킬 확률이 높다. 노란말벌은 도시에서도 서식한다.

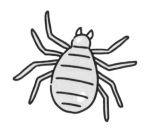

진드기

보통 물린 지 하루 이상 지나서 강한 가려움과 발진이 나타난다. 집진드기는 이불에 숨어 있다가 배나 허벅지 등 몸의 부드러운 부위를 문다. 산에 서식하는 흡혈 진드기에 물렸다면 감염증에 걸릴 수 있으니 반드시 병원으로.

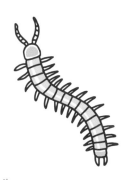

지네

벌과 비슷한 유독 성분을 가지고 있으며 물리면 강한 통증이 엄습한다. 습기가 있고 따뜻한 장소를 좋아하며 6~8월에 활발히 활동한다. 야행성으로 풀숲이나 낙엽 밑에 숨어 있는 경우가 많다.

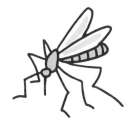

모기

물리면 가려울 뿐 아니라 뎅기열 등 병을 매개하는 경우가 있어서 주의해야 한다. 벌레 기피 스프레이 등으로 물리칠 대책을 마련해두면 좋다.

야외활동 사고

뱀에 물렸을 때

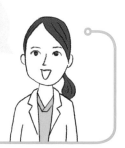

물렸다면 붓기 전에 반지나 시계를 빼세요

상처 부위를 흐르는 물로 꼼꼼하게 씻는다

국내에서 물리면 위험한 뱀은 살모사, 까치살모사, 쇠살모사, 유혈목이 정도다. 이 뱀들은 독을 가지고 있는데 물어서 생긴 상처로 독이 들어가 증상을 일으킨다. 증상은 다양한데 물린 부분의 부기나 통증뿐 아니라 메스꺼움과 구토, 까무러침 등 중증 증상이 나타나기도 한다.

물렸다고 생각되면 먼저 그곳을 빠져나와 안전한 장소까지 대피한다. 상처 부위를 흐르는 물로 꼼꼼하게 씻고, 피가 날 때는 깨끗한 거즈나 수건 등을 이용해 압박하자. 무리해서 상처의 독을 빨아내거나 짜내고, 물린 부분보다 심장에 가까운 쪽을 꽉 묶는 등의 처치는 할 필요가 없다. 또 시간이 지난 뒤 더 부어오를 가능성도 있으니 반지나 시계는 빼두는 것이 좋다.

머리 형태나 물린 상처를 보고 독이 있는 뱀인지 그렇지 않은지 판별하기도 하지만 눈 깜짝할 새에 벌어지는 일이라 구별하기가 어렵다. 따라서 물렸을 때는 증상의 정도에 관계없이 병원에 가서 진찰을 받는 것이 좋다. 가까이에 누가 있거나 여유가 있을 때는 물린 뱀의 모양을 기록해두면 진단에 도움이 된다.

뱀독에 효과가 있는 약이 있을까요?

병원에서는 뱀의 종류나 물린 후의 증상에 따라 의사의 판단으로 항독소혈청이라는 약제를 투여하기도 합니다.

진료가 필요할 땐 어디로?

독사인지 아닌지 판단하기 어렵기 때문에 응급실로 가서 의사의 진찰을 받는 것이 기본이다. 의식이나 호흡에 변화가 있다면 구급차를 부른다.

병원으로

☐ 출혈이 멎지 않는다
☐ 심하게 부었다

구급차를 부른다

☐ 의식이 또렷하지 않다
☐ 반복해서 구토한다

응급처치

물린 부위를 물로 잘 씻는 것이 중요하다. 출혈이 있을 때는 상처 부위를 깨끗하게 씻은 뒤 지혈을.

Step 1 안전한 장소로 이동한다

뱀이 있는 장소를 벗어나 마음을 가다듬고 안전한 장소로

Step 2 흐르는 물로 물린 부위를 잘 씻는다

수돗물을 흘리면서 잘 씻는다. 가까이에 수도가 없을 때는 생수로 씻는다.

Step 3 출혈이 있을 때는 거즈나 수건으로 누른다

상처 부위가 중심에 오도록 거즈나 수건으로 꽉 눌러서 지혈한다.

독을 빨아내지 않아도 괜찮을까?

독사에 물렸을 때 적절하게 응급처치를 하고 병원에 가면 아나필락시스 쇼크를 일으켰을 때를 제외하고는 일각을 다툴 만한 사태에 이르는 일은 드물다. 전문 지식이 없을 경우 독을 빨아내거나 상처를 째기도 하는데 오히려 예후가 나쁘니 잘 씻는 선에서 그치자.

야외활동 사고

해양생물에 쏘였을 때

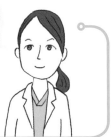

환부를 따뜻한 물에 담그면 통증이 완화됩니다

먼저 상처 부위를 바닷물로 씻는다

바다에는 해파리, 가오리, 성게, 쏠종개 등 쏘이면 아프고 부어오르는 생물이 많이 있다. 쏘였을 때는 바다에서 재빨리 나와 상처 부위를 바닷물로 씻고, 출혈이 있을 때는 깨끗한 거즈나 수건으로 압박한다.

'해양생물에 쏘였을 때는 식초나 알코올, 소변을 뿌리면 좋다'는 말이 있는데, 어떤 생물에 쏘였는지에 따라 역효과가 생겨 통증이 더 심해질 수도 있으니 삼가자. 무엇에 쏘였는지 알 수 없을 때는 상처 부위를 40~45℃(참을 수 있는 온도의 온탕 수준)의 따끈한 물에 몇십 분 담그고 있자. 열이 독소를 분해해주기 때문에 증상이 완화된다.

그래도 통증이 가시지 않고 상처가 커서 출혈이 멈추지 않거나 가시 같은 이물질이 남아 있을 때는 의사의 진찰을 받아야 한다. 무엇에 쏘였는지 알면 진료에 도움이 되지만, 잡으려고 하다가 또 쏘일 수 있으니 주의하자. 바닷가에 떠밀려온 해파리의 사체에 쏘이는 경우도 있으니 만지지 않도록 한다.

해파리에 쏘였을 때
식초가 효과 있을까요?

해파리에 쏘인 상처에 식초를 바르면 좋다는 민간요법이 있는데, 작은 부레관 해파리일 경우 역으로 자포를 자극할 수 있어요. 어떤 해파리에 쏘였는지 정확히 모른다면 식초는 바르지 않는 것이 좋습니다.

진료가 필요할 땐 어디로?

쏘인 부위가 아플 뿐 아니라 붓고 화끈거린다면 병원에 가서 진료를 받아야 한다. 가시 등 피부에 이물질이 남아 있을 때는 피부과로 가자.

병원으로

☐ 상처가 붓고 화끈거린다
☐ 통증이 심하다

구급차를 부른다

☐ 의식이 또렷하지 않다
☐ 반복해서 구토를 한다

응급처치

상처 부위를 씻기 전에 촉수나 가시가 몸에 박혀 있는지 확인한다. 바닷물로 씻는 것이 핵심이다.

Step 1 안전한 장소로 이동

해파리와 같이 촉수가 긴 생물은 또 닿을 염려가 있으니 안전한 장소로 이동한다.

Step 2 촉수나 가시를 제거한다

성게 가시 등이 박혔을 경우 가시 끝이 노출되어 있을 때는 족집게로 제거한다.

Step 3 상처 부위를 바닷물로 씻는다

환부를 바닷물로 헹구어 잘 씻는다. 이때 담수를 이용하면 삼투압의 작용으로 몸속에 독이 남을 가능성이 크기 때문에 먼저 바닷물로.

Step 4 통증이 심할 때는 따끈한 물에 담근다

환부를 40~45℃의 따끈한 물에 담그면 열이 독소를 분해해 통증이 경감될 수 있다.

예방도 중요

해파리가 출몰하는 시기에는 바다에 들어가지 말자. 또 수영복 차림보다는 잠수복을 착용해 쏘이지 않기 위한 대책을 마련하는 것이 중요하다. 작은 부레관 해파리처럼 보기에 아름다운 해파리는 아이가 쉽게 만질 수 있으므로 주의해야 한다.

야외활동 사고

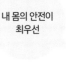

바다나 강에서 일어나는 사고

내 몸의 안전이 최우선

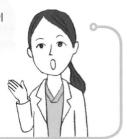

의식과 호흡이 있는지 확인

수영장이나 해수욕장 등 물가에서 하는 레저를 즐기는 계절이 되면 물에 빠지는 사고도 잦아진다. 만일 강이나 바다에 빠진 사람을 발견했다면 먼저 큰 소리로 주위에 도움을 청한다. 무엇보다 수영에 자신이 있다고 해서 혼자서 구하러 들어가서는 절대 안 된다.

구조한 뒤에는 의식이 있는지 없는지, 호흡을 하고 있는지를 확인한다. 의식이 있으면 마른 수건으로 몸을 닦고 담요를 덮어 보온을 해주자. 한기나 떨림이 있고, 숨이 답답하고, 기침이 나오고, 가슴에 통증이 있고, 몸이 늘어지고, 구토를 했을 때는 즉시 병원으로 간다.

숨이 좀 막히고 물을 소량 마신 것이 전부라면 일단 상태를 살피다가, 몸 상태에 변화가 나타나면 즉시 진찰을 받게 한다.

의식이 없으면 이 시점에서 주위 사람에게 구급차를 불러달라고 요청하고, AED를 가져다 달라고 부탁하자. 계속해서 가슴과 배의 움직임을 보면서 호흡을 확인하고, 호흡이 없거나 헐떡이는 듯이 호흡이 이상할 때는 즉시 심장 마사지(130쪽 참조)를 실시한다.

심장 마사지는 1분에 100~120회 속도의 빠르기로 하되, 가슴 한가운데가 5cm 정도 들어가도록 쉬지 않고 빠르게 꾹꾹 눌러준다.

AED가 도착하면 뚜껑을 열어 전원을 켜고 음성 가이드에 따라 필요하다면 전기충격을 실시한다(132쪽 참조). 이때 전기충격이 정상적으로 전달되도록 몸 표면의 수분을 닦아 낸 다음 패드를 부착해야 한다.

진료가 필요할 땐 어디로?

물에 빠진 직후뿐 아니라 몇 시간 또는 며칠이 지나 몸이 나빠지는 경우도 있으므로 얼마간은 상태를 잘 살피자. 필요할 때는 응급실로 간다.

병원으로

☐ 한기를 느끼거나 떨림이 있다
☐ 기침과 숨 막힘이 있다

구급차를 부른다

☐ 의식이 없다

응급처치

일단 의식과 호흡이 있는지 확인한다. 의식이 없다면 구급차를 부르고 심장 마사지를 실시한다. 의식이 있을 때는 몸을 보온해준다.

✔ 마른 수건으로 몸을 닦고 담요로 몸을 보온한다

젖은 옷을 벗기고 마른 수건으로 물기를 닦아준다. 담요나 큰 목욕수건으로 몸을 덮어 체온 저하를 막는다.

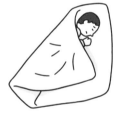

삼킨 물은 무리해서라도 토해 내게 해야 하나요?

삼킨 물을 토해 내게 하려고 입에 손을 넣거나 가슴을 강하게 누를 필요는 없습니다. 토사물이 기도로 들어가면 질식이나 폐렴의 원인이 될 수 있거든요. 입속에 수면에 떠다니던 것이나 물이 들어 있는 경우가 있습니다. 이때는 회복 체위(73쪽 참조)를 취하게 해 얼굴을 옆으로 돌리고 토하게 하세요.

야외활동 사고

저체온증

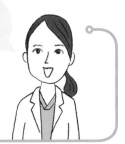

평열이 낮다고 해서 저체온증인 건 아니에요

반응이 희미해지면 구급차를

사람의 몸 깊은 곳의 온도(심부체온)가 35℃ 이하일 때 저체온증이라고 부른다. 이것은 '평열이 낮다'는 것과는 전혀 다른 이야기다.

심부체온은 가정에서 쓰는 체온계로는 측정하지 못하며 응급실에서는 직장이나 식도, 방광 등에 전용 체온계를 삽입해 계측한다.

보통 32~35℃를 경증, 28~32℃를 중등증, 28℃ 미만을 중증으로 분류한다. 경증일 때는 체온을 올리려고 몸이 떨리는 반응이 나타나는데, 중증이 되어감에 따라 멍하고 의식이 희미해지는 증상이 나타날 수 있다.

저체온증은 주로 주위 환경이 추울 때나, 감염증이나 호르몬에 의한 병 등으로 체온 조절이 정상적으로 되지 않을 때 일어난다. 특히 근육량이 적은 고령자나 아이들이 저체온증에 취약하며, 수영을 하거나 술을 마신 뒤 그대로 추운 환경에서 잠들면 쉽게 저체온증에 빠진다.

몸이 젖어 있다면 수분이 증발할 때 열을 빼앗겨서 저체온증이 일어나기 쉽다. 따라서 수영을 마치고 나서 몸을 잘 닦는 것도 예방법이 된다. 몸을 만졌을 때 차다면 주의해야 한다.

의식은 또렷한데 몸만 덜덜 떨 때는 따뜻한 음료를 마시게 하고 핫팩이나 전기담요로 몸을 따뜻하게 한다. 옷이 젖어 있을 때는 갈아입히는 것도 효과가 있다. 그래도 떨림이 그치지 않고, 초점 없이 반응이 희미해질 때는 즉시 구급차를 부른다.

진료가 필요할 땐 어디로?

따뜻한 음료를 마시게 하고, 담요로 몸을 보온해주었는데도 회복되지 않고 점점 더 기력이 없어진다면
응급실로. 의식이 희미할 때는 구급차를 부르자.

병원으로

☐ 몸을 보온해도 회복되지 않는다

구급차를 부른다

☐ 불러도 반응이 희미하다

저체온증의 단계와 증상

경증

- 한기를 느끼며 부들부들 떤다
- 손가락과 발가락을 움직이기 어렵다
- 피부 감각이 마비되기 시작한다
- 비틀비틀 걷는다, 쓰러지기 쉬운 상태

경증
(단계가 진행된 상태)

- 떨림이 감소한다
- 걷지 못한다
- 호흡이 얕고 횟수가 는다

중등증

- 불러도 반응이 희미하다
- 떨림이 없다
- 몸이 경직된다

중증

- 의식이 없다
- 거칠게 옮기면 맥박이 불안정해지고,
  심장으로 가는 혈액의 공급이 멈춘다
- 죽음에 이른다

야외활동 사고

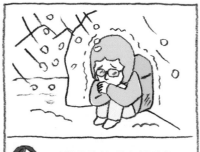

저체온증 하면 눈 덮인 겨울 산이 먼저 떠오르시죠?

①

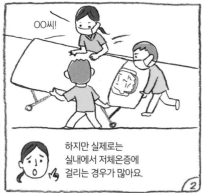

OO씨!

하지만 실제로는 실내에서 저체온증에 걸리는 경우가 많아요.

②

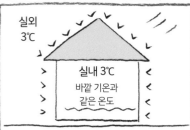

실외 3℃

실내 3℃
바깥 기온과 같은 온도

한겨울에 난방을 하지 않은 실내 온도는 바깥과 비슷한 수준입니다.

③

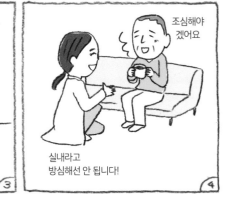

조심해야 겠어요

실내라고 방심해선 안 됩니다!

④

바깥보다 실내가 더 위험하다고요?

한겨울에 난방을 하지 않은 실내는 바깥 온도와 같은 온도까지 떨어지기도 하는데, 이때 병이 있거나 다쳐서 움직이지 못하면 쉽게 저체온증에 빠집니다. 사실 저체온증은 우리가 많은 시간을 보내는 실내에서 더 많이 발생한답니다.

응급처치

볕이 잘 들고 따뜻한 장소로 이동해 응급처치를 한다. 40ℓ짜리 쓰레기봉투를 준비해두면 담요가 없을 때 보온에 요긴하게 쓸 수 있다.

✔ 따뜻한 장소로 이동한다

바깥에서는 바람을 피할 수 있는 따뜻한 장소로 이동한다.

✔ 젖은 옷을 벗는다

갈아입을 옷이 없어도 마른 담요, 침낭 등이 있다면 젖은 옷을 벗고 온몸을 감싸 보온한다.

✔ 칼로리를 보충한다

음식을 먹으면 몸속에서 열을 만들어낼 수 있다. 먹을 수 있다면 초콜릿이나 휴대용 식품 등 되도록 칼로리가 높은 음식을 먹는다.

✔ 따뜻한 음료를 마신다

수프나 코코아 등 칼로리가 높고 당분이 들어간 것이 좋다. 알코올은 몸의 열을 빼앗아가기 때문에 적합하지 않다.

✔ 쓰레기봉투로 몸을 보온

큰 쓰레기봉투(40ℓ)는 보온과 방수 효과가 좋다. 몸을 감싸거나 냉기가 올라오는 자리에 깔고 앉는다.

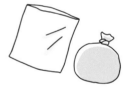

몸을 보온할 때는…

겨드랑이 밑이나 가랑이 부위 등 굵은 혈관이 있는 부위를 따뜻하게 하면 효율적으로 온몸을 보온할 수 있다. 열은 머리로 잘 빠져나가니 모자나 머플러로 막는다. 고령자나 어린아이는 체온이 높은 사람과 함께 담요나 쓰레기봉투를 뒤집어쓰게 해서 저체온증을 예방하자.

야외활동 사고

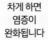
차게 하면
염증이
완화됩니다

 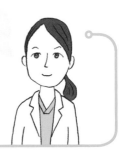

편타 손상

증상이 뒤늦게 나타날 수 있으니 주의

편타 손상이란, 교통사고나 쓰러져서 다쳤을 때 목에 강한 외력이 가해져 근육 등이 손상되고 이로 인해 목의 통증뿐 아니라, 어깨결림, 두통, 손발 저림, 현기증 등 여러 가지 증상이 나타나는 것을 말한다. 의학용어로는 '외상성 경부증후군'이라고 한다.

염증을 일으키는 경우가 많아 목을 차게 해야 한다. 마사지나 입욕은 혈액 순환을 도와 염증을 악화시킬 수 있으니, 목욕 시 따뜻한 물에 오래 들어가 있지 않도록 주의하자.

통증이 있을 때는 시판 진통제나 파스를 이용한다. 대부분은 수일에서 1개월 이내에 자연히 낫는다. 단, 사고 직후에는 아무렇지 않다가 뒤늦게 증상이 나타나기 시작해 1개월이 지나도록 차도가 없을 때도 있다.

손발 저림이 있고, 만지면 아프고, 휘청거려 잘 걷지 못하고, 목의 통증이 심할 때는 병원에 가서 CT나 MRI 검사를 통해 골절과 신경 손상 여부를 확인해야 한다.

궁금해요, 선생님!
ER 닥터사전

안정은 오래 취할수록 좋나요?

다치고 난 직후 통증이 있을 때를 제외하고, 며칠 지나 점점 통증이 잦아들면 본래 생활로 돌아갈 수 있게 조금씩 움직이세요. 단, 저림이나 통증이 다시 심해질 때는 무리하지 마세요.

진료가 필요할 땐 어디로?

손발의 저림, 비틀거림, 목의 통증이 있다면 진료를 받아야 한다. 정형외과로 가서 골절이나 신경 손상이 없는지 진찰을 받자.

병원으로

☐ 목의 통증이 심하다
☐ 메스꺼움이 심하다
☐ 현기증이 난다

구급차를 부른다

☐ 목을 움직이지 못할 만큼 아프다
☐ 손발이 저리다
☐ 몸이 비틀거린다
☐ 잘 걷지 못한다

응급처치

목이 움직여지지 않도록 고정한다. 편타 손상이 생긴 직후에는 염증이 생겼을 가능성이 높으니 차게 해준다.

✔ 다친 직후는 목을 움직이지 않는다

목이 이상하다고 해서 좌우로 움직이거나 세게 주무르지 않는다. 병원에 가는 동안도 최대한 목이 움직이지 않게 한다.

✔ 차게 한다

편타 손상 직후에는 염증을 일으키는 경우가 많다. 수건에 싼 보냉제나 차가운 페트병을 살짝 얹어서 식힌다. 따뜻하게 해서 혈액 순환이 잘 되면 염증이 악화될 수 있다.

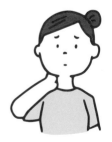

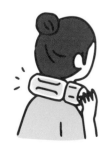

가정에서 실천할 수 있는 감염 대책

가정 내 감염을 막기 위해 집에서 할 수 있는 감염 예방법을 소개한다. 감염병의 유행기뿐 아니라 평소에도 실천하면 좋다.

대책 ① **손 씻기**

오염물질이 남기 쉬운 부위는 손가락 사이와 손톱 주변이다. 비누가 양손 구석구석에 닿게 하자. 손소독제를 사용할 때도 2~8번의 순서를 따른다.

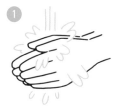

흐르는 물에 적신다
비누 성분이 침투하도록 흐르는 물에 손을 충분히 적신다.

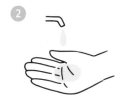

비누를 묻힌다
손바닥에 비누(물비누)를 적당량 던다.

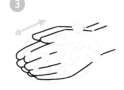

손바닥끼리 문지른다
손바닥끼리 문질러서 거품을 낸다.

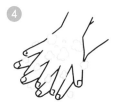

손등을 씻는다
손바닥과 손등을 겹쳐 위에 올린 손의 손바닥으로 아래 손의 손등을 씻는다.

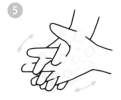

손가락 사이를 씻는다
손바닥끼리 마주하고 깍지를 끼워 손가락 사이를 씻는다.

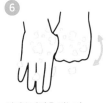

엄지손가락을 씻는다
엄지손가락을 다른 손으로 감싸 쥐고 돌리면서 씻는다.

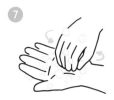

손가락 끝, 손톱을 씻는다
손톱을 다른 손 손바닥에 문지르며 씻는다.

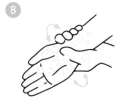

손목을 씻는다
손목을 다른 손으로 잡고 부드럽게 돌리면서 씻는다.

흐르는 물로 헹군다
흐르는 물로 비누를 잘 씻는다. 1~9까지 20초 정도 걸린다.

대책 ② 환기

가능하면 수시로 환기를 하자. 환기를 하면 공기 중에 떠다니는 바이러스의 양이 줄어 감염의 위험을 낮출 수 있다. 열어야 하는 창문의 수와 여는 방법을 숙지해 효율적으로 환기가 이루어지도록 하자.

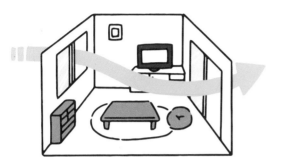

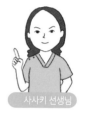

사사키 선생님

방 안의 공기와 바깥 공기를 맞바꾸어주어 공기 중의 바이러스를 배출할 수 있다. 창문을 한군데만 열면 공기가 잘 순환되지 않는다. 마주한 두 창문을 엇갈리게 해서 열면 공기의 통로가 생겨서 바람이 잘 통한다.

창을 두 군데 열어서 바람이 통할 수 있는 길을 만들어야 해요

알코올 스프레이만 뿌리고 말면 소독이 되지 않습니다

대책 ③ 공유하는 부분을 소독한다

올바른 소독 방법을 모르면 기껏 소독해도 충분한 효과를 얻지 못할 뿐 아니라 감염을 퍼뜨리는 결과를 낳을 수 있다.

컵과 수건 등은 가족이 공유해서 쓰지 않는다. 문손잡이와 리모컨, 화장실 변기 등 모두가 만지는 것은 최대한 소독한다. 알코올 소독제를 그냥 뿌려만 두면 얼룩이 생기고 소독에 필요한 충분한 양이 대상물에 부착되지 않는다. 따라서 꼼꼼하게 닦는 것이 중요하다.

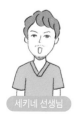

세키네 선생님

대책 ④ 쓰레기는 밀폐해서 버린다

가족 중 감염자가 있을 때, 가정 내에서 감염을 퍼뜨리지 않으려면 쓰레기를 버릴 때도 조심해야 한다. 또 쓰레기 수거원이 감염되지 않도록 배려해야 한다.

사용한 마스크나 휴지 등 바이러스가 부착되어 있는 쓰레기는 방치하지 말고 비닐봉지에 넣어 밀폐한 후 처리한다. 쓰레기봉투에 공기가 차 있으면 쓰레기 수거 작업 중 눌린 봉투가 찢어져 바이러스가 공기 중에 흩어질 수 있으니 공기가 들어가지 않도록 묶는다.

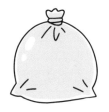

대책 ⑤ 빨랫감은 쌓아두지 않는다

바이러스 등은 옷에도 부착되어 남아 있기 때문에 수건이나 옷 등 빨랫감을 통해 모르는 사이 접촉할 수 있다.

옷에 붙은 바이러스는 빨래를 하면 제거가 된다. 따라서 감염자와 다른 가족의 것을 분리해서 빨 필요는 없다. 그러나 무심결에 만지는 것을 피하기 위해서도 빨랫감은 오래 쌓아두지 말고 청결에 힘쓰자.

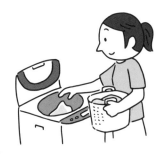

대책 ⑥ 가글

가글만으로 감염을 막을 수는 없겠지만 올바른 방법을 익혀두도록 하자. 구강청결제 없이 물로만 해도 OK.

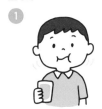

①

입에 머금고 부걱부걱

입을 다물고 힘차게 가글한다.

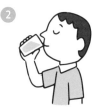

②

뱉어낸다

15초 정도 가글을 하고 뱉어낸 뒤 다시 물을 머금는다.

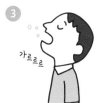

③

위를 향해 가르르르

위를 향해 '아'하고 소리 내면서 거품이 일도록 가글을 한다. 2회 반복한다.

대책 ⑦ 마스크를 쓴다

마스크는 쓰는 방법과 재질에 따라 효과에 큰 차이가 있다. 부직포 마스크를 얼굴에 밀착해서 쓰도록 하자.

방어력이 높은 마스크 쓰는 법

마스크를 쓰고 있어도 올바르게 쓰지 않으면 바이러스가 마스크 안으로 침투하기 쉽다. 코, 턱, 뺨 부분은 벌어지기 쉬우니 확실하게 밀착한다. 얼굴에 맞지 않는 너무 큰 마스크는 틈이 더 잘 생긴다. 자신에게 잘 맞는 사이즈의 마스크를 고르도록 하자.

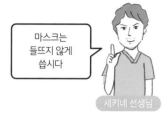

마스크는
들뜨지 않게
씁시다

세키네 선생님

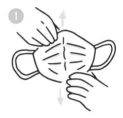

마스크를 잘 펼친다
좌우 귀에 걸고 마스크를 위아래로 잘 벌려서 코에서 턱까지 덮는다.

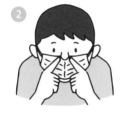

코 심지를 코에 밀착한다
마스크 위쪽의 와이어를 코에 맞게 구부려서 모양을 잡는다. 뺨을 눌러서 밀착시킨다.

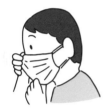

옆에서 본 상태

마스크는 소재에 따라 방어력이 다르다

우레탄 마스크 < 천 마스크 < 부직포 마스크 순으로 방어력이 강하다. 비말 투과성은 부직포 마스크보다 우레탄 마스크가 압도적으로 높은데 그 차가 세 배나 된다. 모두 완전하게 차단하지는 못하지만 소재에 따라 방어력에 차이가 난다.

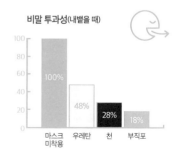

비말 투과성(내뱉을 때)

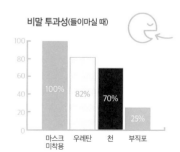

비말 투과성(들이마실 때)

출처: '도요하시기술과학대학'의 실험값

건강 자가 확인

주의해야 할 '몸의 변화'를 정리했다. 평소와 다르다는 것만 알아차려도 병을 빨리 발견할 수 있다!

확인①

체중

다이어트를 위해 체중에 신경 쓰는 사람이 많은데,
몸 상태를 관리하기 위해서라도 매일 확인하자.

6개월에 5% 이상 체중의 증감이 생겼다면 주의해야 한다. 특히 다이어트를 하지도 않는데 옷 사이즈가 바뀔 만큼 급격하게 살이 빠졌다면 큰 병과 관련이 있을 수 있다.

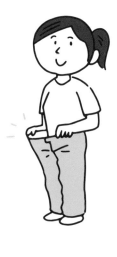

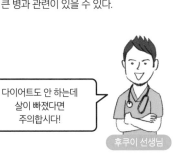

다이어트도 안 하는데
살이 빠졌다면
주의합시다!

후쿠이 선생님

확인②

혈압

고혈압은 심근경색과 뇌졸중 등 생활습관병의 위험을 높인다.
높은 수치가 여러 날 이어진다면 빨리 병원에 가자.

정확한 수치를 얻기 위해 혈압 측정은 앉아서 1~2분 안정을 취한 뒤에 실시한다. '수축기혈압' 135mmHg 이상, '이완기 혈압' 85mmHg 이상 중 어느 한쪽에 속한다면 진찰을 받아야 한다. 혈압은 매일 같은 조건에서 측정한 '평균값'이 중요하다. 하루 수치가 올라갔더라도 이튿날 평소 수치로 돌아왔다면 크게 걱정하지 않아도 된다. 의료기관에서 재면 가정에서 잴 때보다 수치가 5mmHg 정도 높게 나오는 경향이 있다는 것도 참고하기 바란다.

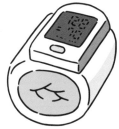

확인 ③

두통

두통은 혈압의 변화나 수면 부족으로도 발생하지만, 그 그늘에 또 다른 병이 감추어져 있을 수 있다. 병의 원인을 찾기 위해서도 두통 일지를 쓰는 것이 중요하다.

두통이 생겼을 때 원인이 짐작되면 적어둔다. 예컨대 '커피를 마시고 30분 후', '4시간밖에 잠을 못 잤다' 등을 메모한다. 의사의 진단에 도움이 될 수 있으므로 병원에 갈 때 지참하자. 앱을 활용해도 좋다.

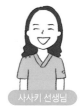

사사키 선생님

기록할 내용

- ☐ 언제
- ☐ 어떤 상황에서
- ☐ 두통의 강도
- ☐ 진통제의 복용 여부

앱도 잘 활용하면 좋아요

확인 ④

월경

월경(생리) 시작일과 종료일을 기록해두면 월경주기나 일수가 규칙적인지 알 수 있어서 병의 징후를 파악하기 쉽다.

월경불순의 원인으로 알려진 병은 자궁내막증, 자궁근종 등 여러 가지. 월경불순 증상이 있다면 빨리 산부인과에 가서 상담하자. 생리 주기를 알면 PMS(월경전증후군)에 대한 대책도 세우기 쉽다.

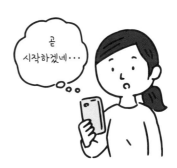

곧 시작하겠네…

구급차 부르기가 망설여진다면?

갑작스레 몸의 이상을 느끼거나 다쳤을 때 구급차를 불러야 할지 병원에 가야 할지 고민이 된다면 상담 창구를 활용해 판단하자.

방법 ① 구급상황관리센터를 이용한다

구급상황관리센터에서 하는 일

- 응급환자나 응급환자를 이송중인 사람에 대한 응급처치 지도, 이송병원을 안내해준다.
- 응급환자에 대한 의료상담과 지도를 받을 수 있다.
- 의료기관 간 응급환자 이송 안내와 연계를 해준다.
- 유관기관에서 제공받은 응급의료정보 관리·운용, 병원(약국) 정보 제공과 안내를 받을 수 있다.
- 구급이송 관련 정보망 설치·관리·운영 등.

구급상황관리센터를 이용하는 방법

1. 119에 신고한다.
2. 구급상황관리센터에 연결해줄 것을 요청한다.
3. 상담원과 연결되면 상담 또는 원하는 정보를 말한다.

응급환자 발생 시 대처요령

1. 119에 신고한다.
2. 주소와 환자의 상태를 말한다.
3. 응급처치가 필요한 환자의 경우 구급상황관리센터 연결.
4. 상담요원의 안내에 따라 환자상태를 평가한다.
5. 상담요원의 안내에 따라 응급처치를 실시하고 구급대원을 기다린다.

방법 ② 주치의와 상담한다

응급 시 상담할 수 있는 주치의가 있으면 안심이다.

갑자기 지병이 악화되어 구급차를 불러야 할지 고민될 때, 진료 시간 내라면 주치의와 상담한다. 주치의를 찾을 때는 접근성이 좋고 병원 분위기가 좋은지 확인하고, 자세히 설명해주며 이야기를 잘 들어주는 의사인지 알아본다.

> 전화로는 상황을 설명할 때는 침착하게

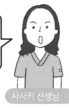

사사키 선생님

'응급의' 하면 헬리콥터에 타고 사고 현장으로 출동해 누구도 흉내 내지 못하는 수술을 해내는 의사라고 생각하는 분들이 많다. 사실 우리 'ER의'는 중증 환자의 구명은 물론 사소한 감기의 진료, 아기의 기저귀 짓무름에 대한 상담까지 담당한다. 환자 자신이 '응급상황일지도 모른다'고 생각해 찾아오면 누구든 진료 대상이다. 그렇기 때문에 우리 ER의에게는 '전문 외 분야'라는 발상이 없다. 누군가가 곤경에 처해 있으면 손을 내민다. 누군가가 곤란해 하고 있으면 어떻게 해야 도움을 줄 수 있을지 생각한다. 'Anyone, Anything, Anytime'을 좌우명으로 삼아 언제든 누구에게든 최선을 다하는 응급의료를 지향하고 있다.

매일 진료하다 보면 다양한 사람들의 다양한 증상과 마주한다. 그때마다 '설명 방식'이 얼마나 중요한지 실감한다. 병명이나 검사 결과가 같더라도 이해하기 쉽게 전달해주면 환자는 수긍하고 긍정적인 마음을 가질 수 있다. 그리고 우리가 키워온 응급의료 지식을 많은 사람에게 알기 쉽게 전달할 수 있다면 그것이 누군가의 행복으로 이어질 수 있다고 믿는다. 그런 마음으로 쇼난 ER 공식 인스타그램에 '1분에 전달하는 ER'이라는 동영상을 올려 소통을 시작했고, 그것을 계기로 이 책을 기획하게 되었다.

그렇다. 이 책에는 그저 응급의료 지식으로만 채워져 있는 것이 아니다. 여러분의 행복을 바라는 ER의의 마음을 담았다. 많은 정보가 넘치는 세상에서 이 책을 통해 여러분의 불안에 다가가려 한다.

여러분의 내일이 Happy하도록.

쇼난 ER
세키네 이치로, 테라네 아야, 후쿠이 히로유키, 사사키 야요이